Elisabeth Aust-Claus/Petra-Marina Hammer

ADS. AufmerksamkeitsDefizitSyndrom

Eltern als Coach

Ein praktisches Workbook für Eltern mit Tipps und Materialien

Das OptiMind®-Konzept für Eltern mit Kindern mit und ohne Hyperaktivität

OBERSTEBRINK

Inhaltsverzeichnis

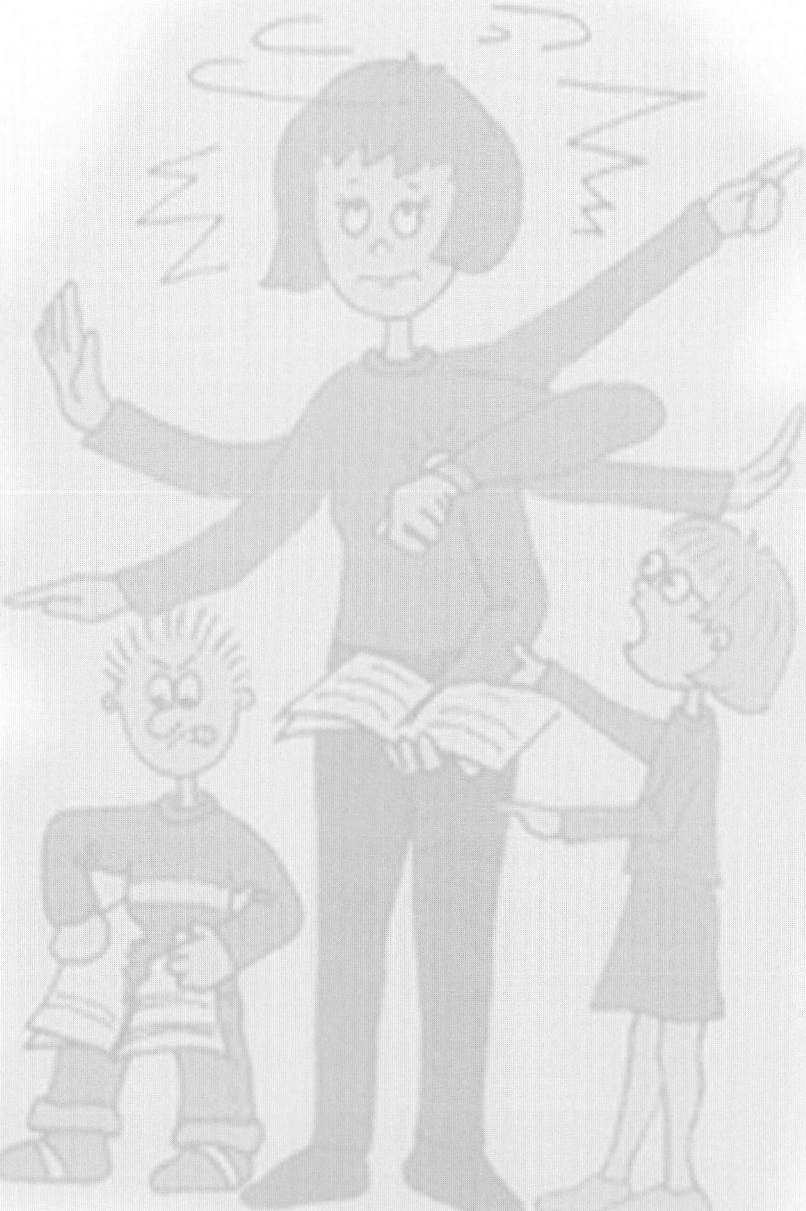

Haben Sie auch ein anstrengendes ADS-Kind? Warum ein ADS-Elterntraining?

Liebe Eltern,

ADS-Kinder sind ganz besondere Kinder und für Eltern eine tägliche Herausforderung. Es gibt unterschiedliche Tage. Höhen und Tiefen wechseln sich manchmal in rasender Geschwindigkeit ab. ADS-Kinder können durch ihre tollen Ideen begeistern und Sie mit ihrer Spontaneität und ihrem Witz auch zum Lachen bringen. Aber an manchen Tagen fühlen Sie sich als Eltern vielleicht auch ausgelaugt und sind mit den Nerven fertig. Wahrscheinlich wünschen Sie sich in Ihrer Rolle als Mutter/Vater dann nichts so sehnlich, als dass einmal alles ohne ständigen Druck oder Ermahnungen funktionieren würde.

Wären Sie nicht auch begeistert, wenn

- ✓ Sie nicht alles zwanzigmal sagen müssten
- ✓ nicht jede Anforderung gleich Kampf bedeuten würde
- ✓ Sie keine Predigten mehr darüber halten müssten, warum Hausaufgaben gemacht werden müssen und Vokabeln gelernt werden sollen und, und...
- ✓ nicht das Chaos regiert, und das Kinderzimmer endlich einmal selbständig aufgeräumt würde
- ✓ Sie nicht immer den Geschwisterstreit schlichten müssten
- ✓ es weniger Zeitstress gäbe
- ✓ Ihr Kind sich selbstständig organisieren könnte
- ✓ in der Familie alles etwas ruhiger und harmonischer wäre
- ✓ Sie darauf vertrauen könnten, dass Ihr Kind mit anderen klar kommt, zufriedener ist und seine Schulanforderungen meistert?

Wir können natürlich nicht zaubern. Wir können Ihnen auch nicht versprechen, dass demnächst alles wie von selbst läuft. Tatsache bleibt, dass Ihr ADS-Kind auch weiterhin auf mehr Unterstützung und intensive Hilfen von Ihnen angewiesen ist, als ein Kind ohne das Handicap ADS.

Sie sollten vieles über die Besonderheiten von ADS wissen

Aber wir können Ihnen dabei helfen, dass der Alltag mit Ihrem ADS-Kind stressfreier wird!

Lernen Sie, Ihr Kind in seiner Entwicklung verständnisvoll zu begleiten, und freuen Sie sich gemeinsam über die Erfolgserlebnisse. Sie können als Eltern sehr viel dazu beitragen, dass sich die ADS-Problematik gut kompensiert.

Wie finden Sie für sich den richtigen Weg?
Was müssen Sie tun?

Sie sollten zunächst vieles über die Besonderheiten von ADS wissen. Sie können sich dann auf die Herausforderung Erziehung, Coaching beim Lernen und Unterstützung von sozialen Kontakten besser einstellen.

Sie werden täglich immer wieder aufs Neue feststellen müssen, dass manche gut gemeinten Tipps in der Erziehung von ADS-Kindern nicht besonders gut „funktionieren". Denn ADS-Kinder sind anders! Sie haben leider mehrere Handicaps gleichzeitig! Aufgrund ihrer Aufmerksamkeitsstörung hören sie nicht gut zu und bekommen vieles nicht mit, aber sie sind auch impulsiv und nicht selten eigensinnig. Sie haben es schwer, zuhause oder in der Schule ihre Anforderungen zu meistern.

ADS-Kinder brauchen Rituale, konkrete Hilfen und Stärkung in ihrer Persönlichkeitsentwicklung.

ADS-Kinder lernen oft weniger durch Einsicht, schon gar nicht durch „Predigten".

Den Weg dorthin möchten wir Ihnen vorstellen. Seit Jahren beschäftigen wir uns mit dem Thema ADS und haben in zahlreichen Elternseminaren mit den betroffenen Eltern konkrete Problemlösungen für den „Familien- und Schulalltag" entwickeln können. Wir möchten Sie einladen, einige Strategien zur Kompensation der ADS-Problematik auszuprobieren und an Ihre Familiensituation anzupassen.

Das ADS-Elterntraining und seine 4 Bausteine

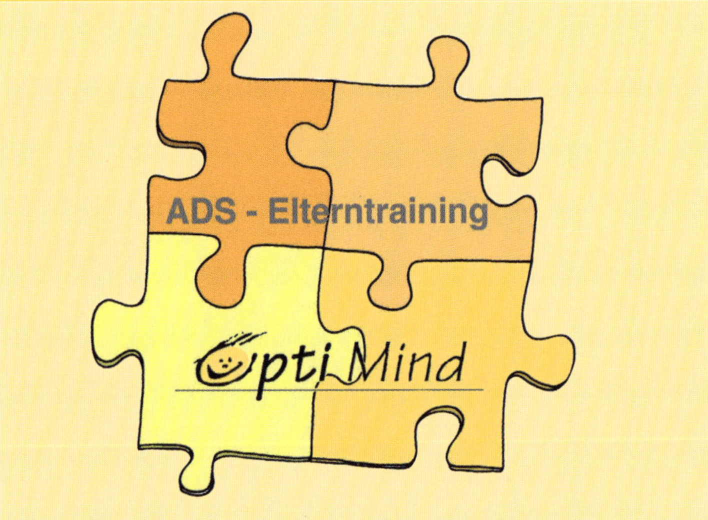

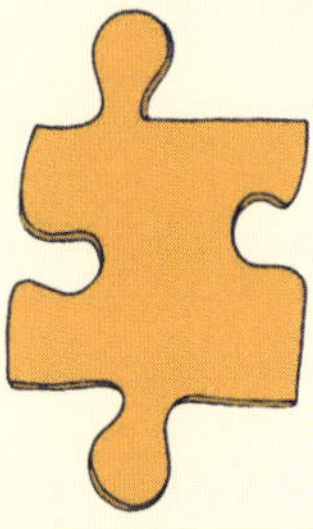

1. Was verbirgt sich hinter der Diagnose ADS? Was sollten Sie über die Besonderheiten von ADS-Kindern wissen?

Sie lernen nicht nur die typischen Schwierigkeiten von **ADS-Kindern mit und ohne Hyperaktivität** kennen, sondern auch die Hintergründe. Sie können sich dann ein Bild über das Zusammenspiel der unterschiedlichen Bedingungen machen, die die ADS-Problematik beeinflussen:

- ✓ Neurobiologische Besonderheiten bei ADS mit Auffälligkeiten in der Info-Verarbeitung
- ✓ Erziehung
- ✓ Entwicklung und Erfahrungen
- ✓ Lebenssituation mit ihren Anforderungen

Sie als Eltern können dieses Wissen nutzen und effektive Strategien entwickeln, um die ADS-Problematik zu kompensieren und die Entwicklung Ihres Kindes positiv zu beeinflussen.

2. Erziehung und Begleitung von ADS-Kindern - eine besondere Herausforderung! Wie können Sie Ihre Rolle als Coach meistern?

Sie bekommen Antwort auf die Fragen:

- ✓ Was ist grundsätzlich bei der Begleitung eines ADS-Kindes zu beachten?
- ✓ Was ist in der Erziehung besonders hilfreich?
- ✓ Wie werden alltägliche Regeln automatisiert, damit das Miteinander in der Familie harmonischer wird?
- ✓ Wie verhindern Sie Stress bei den Hausaufgaben und beim Lernen?
- ✓ Was ist für die Verhaltenssteuerung besonders wichtig?
- ✓ Wie kann ich ärztliche, psychologische und pädagogische Hilfen im Alltag miteinander verknüpfen?

3. Medikamente bei ADS und viele Fragezeichen? Was sollten Sie über diesen Therapiebaustein wissen?

Sie erfahren mehr zu den Fragen:

- ✓ Wann und warum sind bei einigen ADS-Kindern Medikamente zur Kompensation ihrer Problematik sinnvoll?
- ✓ Darf ich überhaupt oder muss ich sogar meinem ADS-Kind Medikamente geben?
- ✓ Was können Medikamente bewirken und was nicht?
- ✓ Was muss ich bei einer medikamentösen Therapie beachten?

4. Stressmanagement für ADS-Eltern – die Balance zwischen Muss und Muße

Lassen Sie den Mega-Stressoren keine Chance sich breit zu machen. Setzen Sie effektive Stress-Killer ein, und steigern Sie Ihre Energiebilanz und Lebensqualität.

Was kann durch ein ADS-Elterntraining passieren?

✓ Sie werden mehr über ADS und die Besonderheiten Ihres Kindes wissen und damit auch Ihre Ressourcen in der Familie besser nutzen können.

✓ Die Persönlichkeitsentwicklung, Selbstständigkeit und das Selbstbewusstsein Ihres Kindes werden unterstützt und gestärkt.

✓ Die durch ADS bedingten Handicaps können besser kompensiert werden. Damit erhöht sich die Lebensqualität Ihres Kindes und der ganzen Familie.

✓ Die soziale Integration wird optimiert, sowohl in der Familie als auch im sozialen Umfeld Schule, Freunde, Sportverein.

✓ Sie werden kompetenter in Ihrer Rolle als Mutter/Vater. Sie sind Vermittler in der Vernetzung von ärztlicher, psychologischer und pädagogischer Hilfe.

✓ Sie bekommen eine aktive Rolle, fühlen sich in Ihrem Tun sicher und können zielgerichtet Hilfen geben.

✓ Sie können sich in dem Wirrwarr der Informationen über ADS besser orientieren und brauchen nicht jede Schuldzuweisung persönlich nehmen.

✓ Sie reduzieren Stress und freuen sich über eine positive Lebensenergie-Bilanz.

Das ADS-Elterntraining – eine positive Bilanz

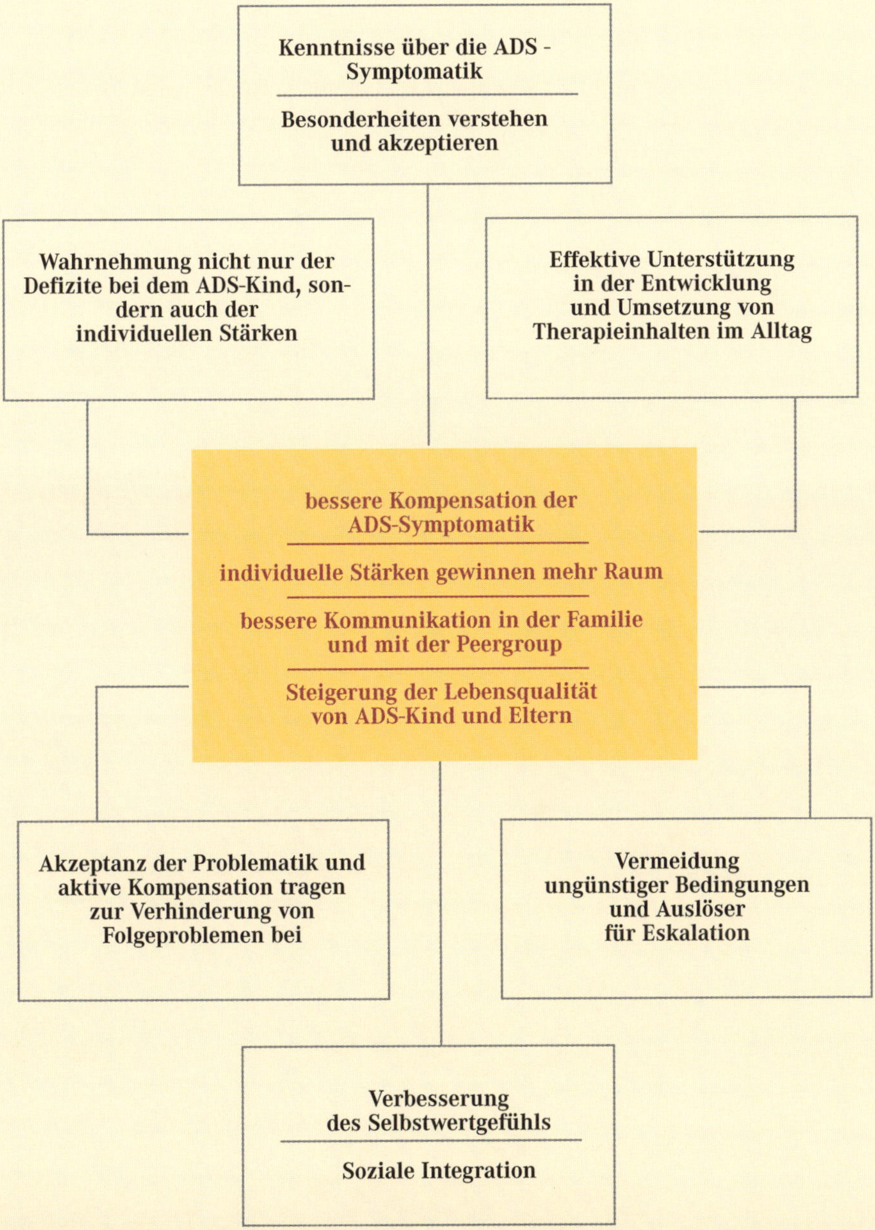

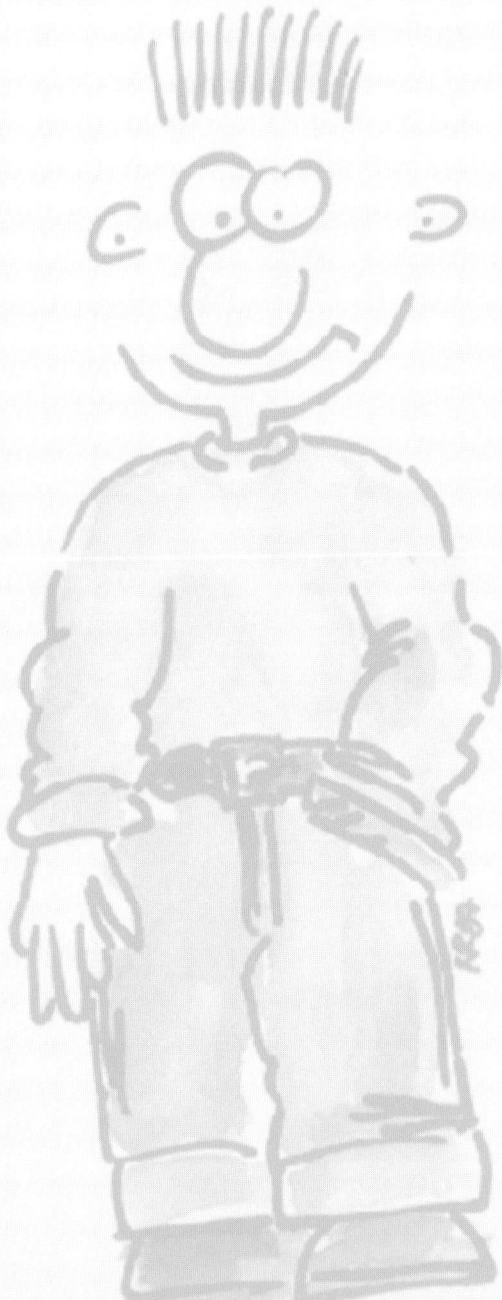

1. AufmerksamkeitsDefizitSyndrom? Was verbirgt sich hinter der Diagnose ADS?

Was sollten Sie über die Besonderheiten von ADS-Kindern wissen?

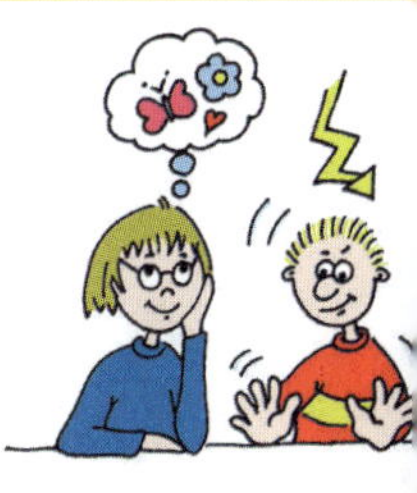

Jeder von Ihnen kennt Kinder mit Aufmerksamkeitsstörungen. Sie haben wahrscheinlich schon viele Diskussionen über unkonzentrierte und anstrengende Kinder gehört. Einigen ist der Begriff ADS (AufmerksamkeitsDefizit-Syndrom) mittlerweile nicht mehr fremd. Vielleicht ist bei Ihrem Kind auch die Diagnose ADS oder ADHS (das H steht für Hyperaktivität) gestellt worden.

Auf jeden Fall sind Sie nicht alleine, wenn Sie ein anstrengendes Kind haben und sich Sorgen machen. Denn ADS ist die häufigste Verhaltens- und Entwicklungsauffälligkeit im Kindesalter. Nach wissenschaftlichen Untersuchungen sind 4 bis 9% aller Kinder betroffen.

Wir laden Sie ein, mit uns hinter die „Fassade Verhalten“ zu schauen, Einblick in die Besonderheiten von ADS-Kindern zu bekommen und die neurobiologischen Bedingungen im Netzwerk der Reaktionen zu verstehen. Sie können dann effektive Hilfen für die Kompensation der ADS-Problematik ableiten. Kinder mit ADS brauchen Verständnis und Hilfen, damit ihr Entwicklungsweg nicht mit vielen Stolpersteinen gepflastert ist.

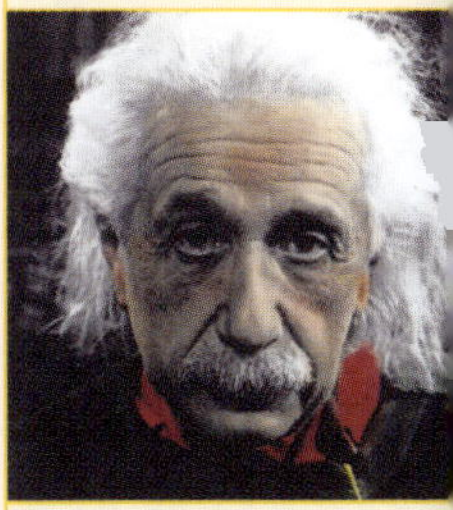

Es muss nicht jeder diesem Mann nacheifern – **Albert Einstein**. Es genügt, wenn man seine Fähigkeiten umsetzen lernt und seine Talente nutzt. Dies gilt auch für ADS-Kinder.
Obwohl sie clever und phantasievoll sind, wird dies nicht immer registriert. Der Berg der alltäglichen Probleme türmt sich so hoch auf, dass andere Aspekte, individuelle Begabungen und Besonderheiten in der Wahrnehmung dahinter verschwinden.

Aber auch ADS-Kinder wollen erfolgreich und zufrieden sein.

Wenig hilfreich sind Schuldzuweisungen. ADS-Kinder sind nicht dumm, faul oder nur falsch erzogen. ADS ist auch keine neue Erfindung und keine Modeerkrankung in unserer hektischen Zeit. Vielleicht ist es in unserer heutigen Welt nur noch etwas schwieriger als früher mit dem Handicap ADS zurechtzukommen. ADS gab es schon immer und ist eine wissenschaftlich fundierte, international anerkannte Diagnose.

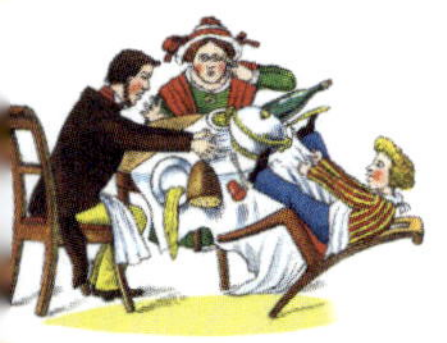

Früher wurden diese Kinder auch schon in ihrem Verhalten beschrieben.

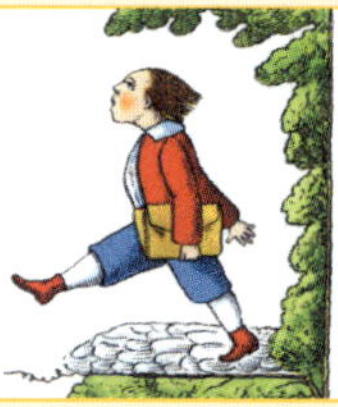

Alle kennen die Darstellungen vom **„Zappelphilipp“**, **„Hanns-Guck-in-die-Luft“** oder dem **„Bösen Friedrich“** im Stuwwelpeter, einem Buch aus dem Jahre 1848. Der Arzt H. Hoffmann hat damals typische Verhaltensweisen von unruhigen, impulsiven und anstrengenden Kindern beschrieben. Heute kennen wir die Ursachen dieser Verhaltensweisen und brauchen uns nicht ausschließlich auf deren Beschreibungen wie im „Struwwelpeter“ beschränken. Deshalb sollten wir uns auch von diesen alten Begriffen wie „Zappelphilipp“ etc. trennen und von **ADS mit und ohne Hyperaktivität** sprechen.

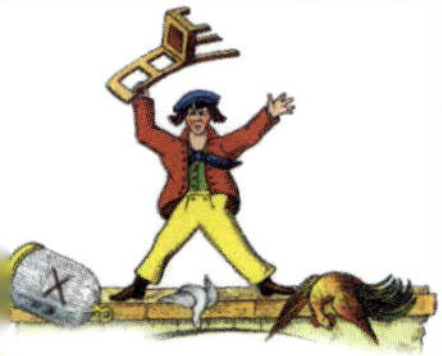

Eine kurze Erklärung zu den verschiedenen Abkürzungen und Begriffen:

Bei dem Thema ADS stoßen Sie unter Umständen auf Bezeichnungen wie

HKS	hyperkinetische Störung
ADD	attention deficit disorder
ADHD	attention deficit hyperactivity disorder
ADHS	Aufmerksamkeitsdefizit /Hyperaktivitätsstörung
MCD	minimale cerebrale Dysfunktion (Begriff gehört der Vergangenheit an)
POS	psycho-organisches Syndrom (in der Schweiz gebräuchlich)

Diese Abkürzungen werden anstelle des Begriffes ADS verwendet. **ADS gibt es mit und ohne Hyperaktivität**. Einige benutzen deshalb beide Begriffe **ADS/ADHS** nebeneinander.

Die Ursache für die Problematik liegt in einer **Aufmerksamkeitsstörung** und einer **unzureichenden Impulssteuerung**. Aber ADS hat viele Facetten, die man erst entdeckt, wenn man hinter die Fassade schaut und verstehen möchte, warum ADS-Kinder anders sind und nicht selten zusätzliche Entwicklungsprobleme aufweisen.

Die Ursache für die Problematik liegt in einer Aufmerksamkeitsstörung und einer unzureichenden Impulssteuerung.

ADS mit seinen verschiedenen Facetten

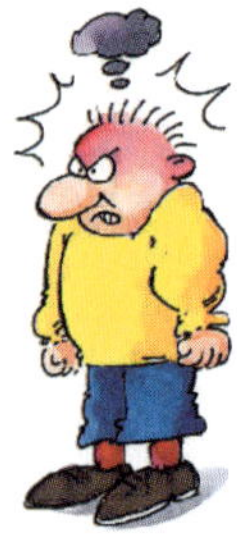

Max ist nicht nur unaufmerksam und ständig auf dem Sprung. Er hat keine Geduld und alles muss schnell und sofort gehen. Er „rennt durch das Leben“ – so kommentiert seine Mutter die ständige Hektik und Unruhe. Er ist oft zappelig, macht aber auch andere mit seiner Power nervös.
Max hat **ADS mit Hyperaktivität**.

Besonders seine hohe Impulsivität ist für alle sehr anstrengend! **Max explodiert** sofort beim kleinsten Frust. Er lebt nur im „Hier und Jetzt“ und handelt immer nach „Lust und Laune“. Leider hat er wenig Einsicht und Überblick. Wenn ihm irgendetwas nicht passt, kommt ein kategorisches „Nein“ oder ein genervtes „Gleich“. Er kann sich in alles hineinsteigern, aber auch schnell wieder beruhigen.

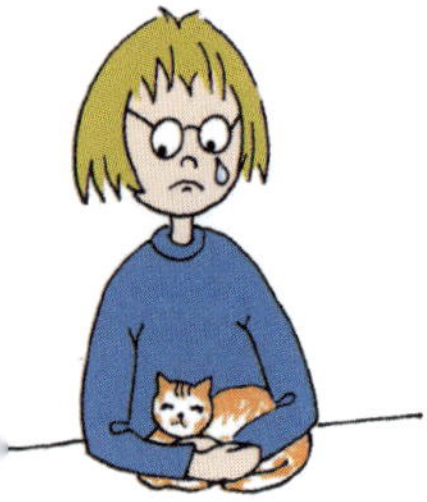

Jule dagegen ist sehr schnell traurig und weinerlich. Sie ist öfters verzweifelt und leidet an Kopf- und Bauchschmerzen, die mit ihrem Schulstress zusammenhängen. Sie ist die „Träumerin“, die vieles nicht mitbekommt, manchmal deshalb auch verlacht wird und eigentlich alles besser können möchte. Ihr Selbstbewusstsein ist im Keller und viele denken zu Unrecht, dass sie nicht schlau genug und deshalb in der Schule überfordert sei. Sie kann aber genau so gut logisch denken, wie andere in ihrer Klasse auch. Sie ist allerdings **beeinträchtigt** durch das Handicap einer Aufmerksamkeitsstörung. Sie hat ein **ADS ohne Hyperaktivität** und fällt deshalb zunächst nicht auf. Sie ist die Ruhigste in der Klasse, aber leider auch Außenseiterin.

In Verbindung mit ihrer Aufmerksamkeitsstörung und dem impulsiven, oberflächlichen Arbeitsstil entwickeln sich häufig bei ADS-Kindern zusätzlich Entwicklungsprobleme wie z. B. eine Lese-Rechtschreibschwäche. Schreiben mögen sie meistens sowieso nicht, weil es ihnen zu lange dauert oder noch

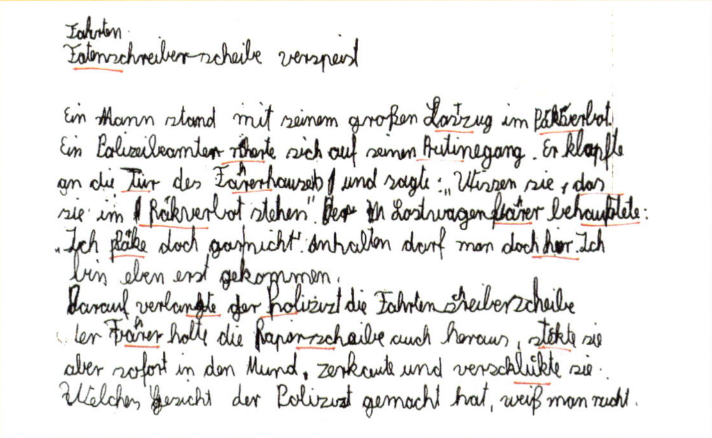
Fahrten
Fatenschreiberscheibe verspeist

Ein Mann stand mit seinem großen Laszug im Pakverbot. Ein Polizeibeamter stoerte sich auf seinen Rutinegang. Er klapfte an die Tür des Farerhauses und sagte: „Wissen sie, das sie im Pakverbot stehen". Der Lastwagenfarer behauptete: „Ich pake doch garnicht". Anhalten darf man doch hir. Ich bin eben erst gekommen.
Darauf verlangte der Polizist die Fahrtenschreiberscheibe. Der Farer holte die Paparscheibe auch heraus, stekte sie aber sofort in den Mund, zerkaute und verschlukte sie. Welches Gesicht der Polizist gemacht hat, weiß man nicht.

ein weiteres Handicap besteht: eine feinmotorische Koordinationsstörung, aus der eine krakelige, unleserliche Schrift resultiert.

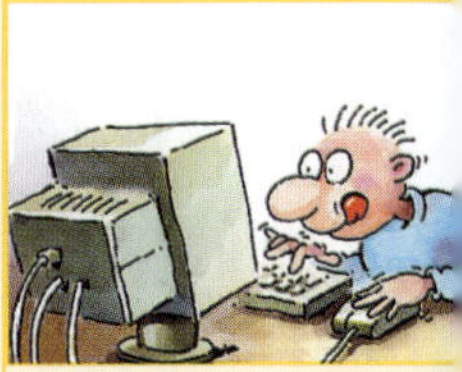

Neben diesen Problemen können ADS-Kinder aber auch durch ihre Begeisterungsfähigkeit, Kreativität und Spontaneität faszinieren. Sie haben tolle Ideen, sind sehr fantasiebegabt und bei guter Motivation klappt vieles sogar besonders gut. Mit dem Thema „**Computer**" kennen sie sich oft sehr gut aus. Sie sind dann bei allem, was Spaß macht, kaum zu bremsen.

ADS mit Hyperaktivität: Max in der Schule

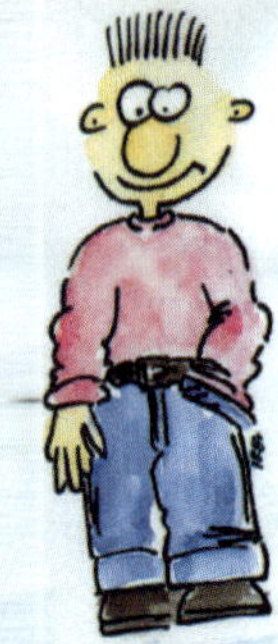

Dies ist Max: Er ist 7 Jahre alt und mittlerweile in der zweiten Klasse. Die anfängliche Euphorie für die Schule ist leider von einer Null-Bock-Haltung abgelöst worden. Obwohl Max pfiffig und clever ist, viele Dinge sofort begreift, hat er große Schwierigkeiten. Er hat überhaupt keine Lust auf Lesen und Schreiben und schon gar nicht auf Diktat üben. Es gibt täglich Kampf und Diskussionen. Die Eltern hätten dies nie erwartet, weil Max im Kindergarten sehr engagiert und lustig war. Natürlich hat er manchmal aufgedreht, ist auch im Stuhlkreis nicht sitzen geblieben und hat Malen und Basteln komplett abgelehnt. Dies wurde von den Erzieherinnen aber auch nicht unbedingt verlangt, so dass er in seinem Verhalten zunächst nicht sehr auffiel.

Obwohl Max pfiffig und clever ist, viele Dinge sofort begreift, hat er große Schwierigkeiten.

Er war wegen seiner tollen Ideen im Kindergarten sehr beliebt und immer unter den Anführern. Ihm fiel immer etwas ein. Es machte dann auch nicht viel aus, dass er meistens die Chefrolle einnahm und in vielen Rollen- und Actionspielen dominierte. In der 1. Klasse waren dann nicht mehr alle darüber begeistert, dass er immer „Bestimmer" sein wollte. Jetzt eckt er häufig bei seinen Mitschülern mit diesem Verhalten an.
Sein Sozialverhalten wird bemängelt.

Folgende Beschreibungen und Beurteilungen seiner Lehrerin stehen am Ende der 1.Klasse in seinem Zeugnis:

Zeugnis von Max zum Abschluss der 1. Klasse:
Max fasst Sachverhalte in allen Lernbereichen schnell auf und kann diese in seinen eigenen Worten wiedergeben. Er zeigt anspruchsvolle Transferleistungen...
Leider erledigt Max seine Arbeiten sowohl im Lesen, Schreiben als auch im Rechnen höchst unkonzentriert und lässt sich immer wieder ablenken. Dadurch sind seine Arbeiten fehlerhaft und oberflächlich...
Max hält sich während der Unterrichtsgespräche noch immer nicht an Regeln und Gesprächsordnungen. Er ruft seine Antworten herein und sagt vor, so dass die anderen Kinder sehr wütend und abweisend reagieren...
Bei konzentrierten Erarbeitungsphasen zeigt sich Max gleichgültig; er trödelt, träumt oder stört seine Mitschüler...
Max ist nicht in der Lage, für mindestens 5 Minuten still zu sitzen und konzentriert mitzuarbeiten.

... und zum Sozialverhalten:
Max ist nicht bereit, sich in die Lerngruppe einzuordnen.
Er provoziert die anderen Kinder vor allem auf sprachlicher Ebene, dies wiederum löst körperliche Attacken seitens der anderen Kinder aus.
Max verhält sich im Umgang mit den anderen Kindern unbeherrscht und ungezügelt.
Auch nach Gesprächen über sein Fehlverhalten ist er nicht bereit, dieses zu verbessern. Häufig scheint es so, als könne er Scherz nicht von Ernst unterscheiden. Extrem auffällig verhält sich Max im Sportunterricht, in dem er andere Kinder willentlich umstößt, sich vordrängelt und sich nicht an vorgegebene Spielregeln hält.

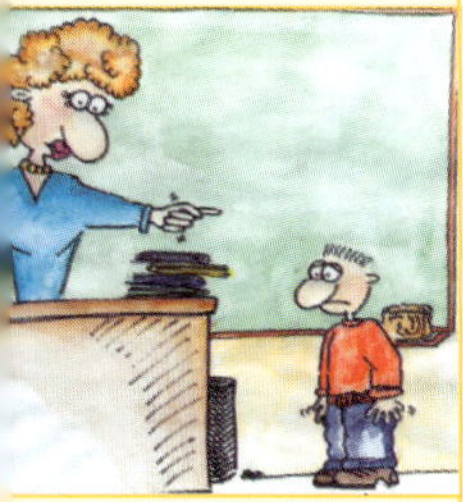

Auch jetzt in der 2.Klasse ist es nicht besser geworden, sondern eigentlich noch schlimmer. Es gibt jeden Tag Beschwerden. Max hat ständig Ärger, weil er mal wieder Hausaufgaben vergessen hat, im Unterricht Witze macht und nicht ernsthaft bei der Sache ist. Er hat die Rolle des Klassenclowns übernommen.

Es vergeht kaum eine Unterrichtsstunde, in der seine **Lehrerin** nicht nur die Stirn kraus zieht, sondern auch mit ihm schimpft. **Max stört** ständig den Unterricht, er schwätzt und sucht stundenlang in seinem Ranzen seine Materialien, die er manchmal trotzdem nicht findet. Oft muss er seine Buntstifte spitzen, zum Papierkorb laufen oder Flieger basteln. Er registriert alles Nebensächliche - z. B. dass Chris einen neuen Anspitzer hat - aber nicht immer das, was die Lehrerin gerade erklärt. Er kann überhaupt noch nicht selbstständig und konzentriert arbeiten und braucht zum Leidwesen der Lehrerin ständig Extraaufforderungen. Seine Arbeitsblätter erledigt er selten vollständig und ordentlich.

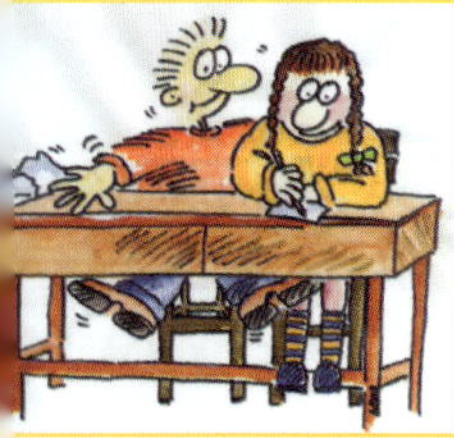

In der Pause rennt Max nicht nur wild herum, er reagiert auch bei kleinen Rangeleien zu heftig und unbeherrscht. Es gibt kaum eine Rauferei auf dem **Schulhof**, in die er nicht verwickelt ist. Oft meint er es gar nicht so, er ist einfach hektisch und passt nicht auf. Dies wird ihm dann als „Aggression“ ausgelegt.

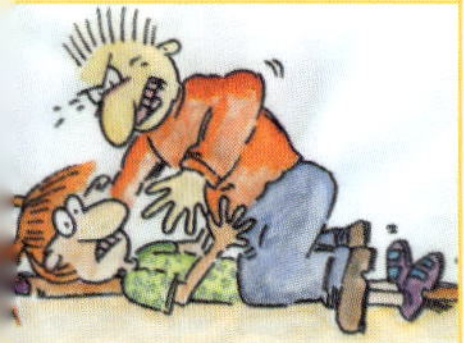

Da Max so prompt auf jede Fopperei reagiert, wird er gerne von Mitschülern geärgert. Mittlerweile rutscht er immer mehr in die Rolle des „Schwarzen Schafs“ und wird für allen Unsinn verantwortlich gemacht, auch wenn er vielleicht ausnahmsweise nicht beteiligt war. Dies ist für ihn mit seinem hohen Gerechtigkeitssinn wieder einmal Anlass zu explodieren...

Der Teufelskreis seiner impulsiven Reaktionen setzt ihm immer mehr zu.

Wenn man noch einen Blick in Max Schreibheft wirft, kann man verstehen, warum seine Lehrerin manchmal richtig sauer ist.

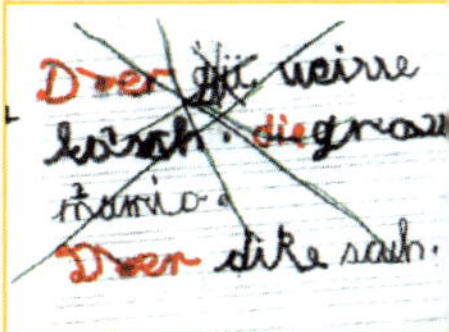

Wie man sieht, schreibt er nicht gerne. Er schmiert alles ins Heft und hat große Probleme beim Diktat, also Lautsprache in Schriftsprache umzusetzen. Die meisten Kinder in seiner Klasse beherrschen die Rechtschreibung weitaus besser als er. Aus lauter Frust und weil ihm das Schreiben sowieso keinen Spaß macht, schreibt er auch noch den Satz „Der dicke Sau“.

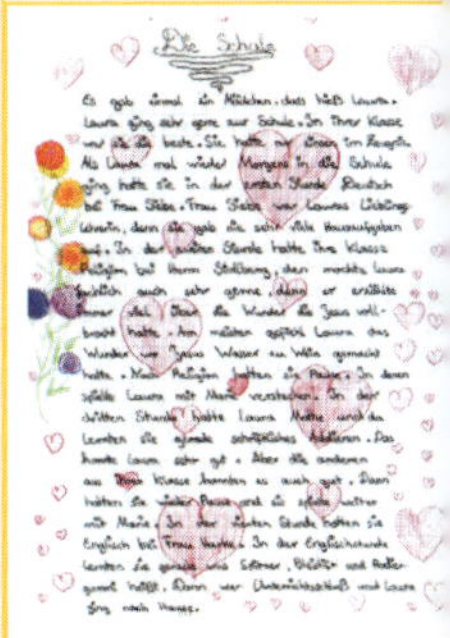

Wie wichtig eine ordentliche Heftführung und eine schöne Schrift sind, sieht man an diesem Beispiel: Laura und Alex sind zusammen in der 4. Klasse. Sie haben einen Aufsatz geschrieben. Ohne den Inhalt zu kennen und zu lesen, ist jedem klar, dass in der Bewertung der Arbeiten mindestens eine Note Differenz ist, allein schon, weil Laura ihre Geschichte sehr schön hinschreibt und sich zusätzlich die Mühe macht, für die Lehrerin Herzen zu malen.

Alex hat mit dem Füller nicht nur krakelig geschrieben, sondern auch ausprobiert, wie viele Seiten er beim Durchbohren erwischt. Den Kommentar unter Alex Aufsatz können Sie sich vorstellen.

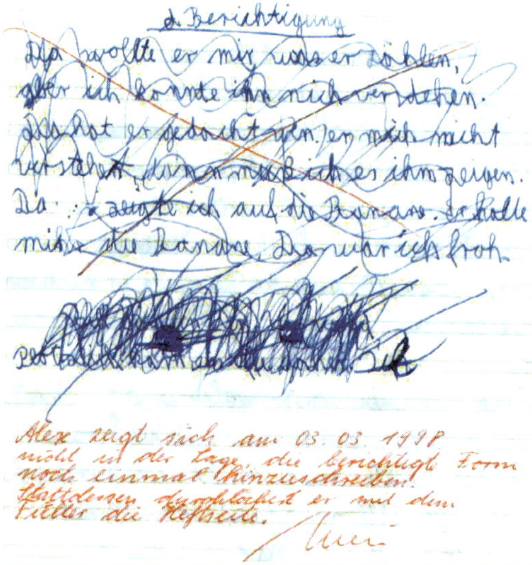

Alex hat Frust. Seine fast unleserliche Schrift erklärt sich hingegen durch eine feinmotorische Koordinationsstörung. Diese macht Alex, aber auch vielen anderen ADS-Kindern zusätzlich das Schülerleben schwer. Er lernt jetzt alle Ausarbeitungen zuhause mit dem PC zu schreiben. Auf diese Weise kann er alleine seine Rechtschreibung korrigieren und den Text dann ordentlich ins Heft kleben. Leider sind noch nicht alle Lehrer mit diesen Hilfen einverstanden. Sie glauben immer noch, dass sich durch viel Schreiben die Handschrift gravierend verbessern würde. Das ist bei einem Schüler ab dem Alter von 10 Jahren aus neurologischer Sicht jedoch nicht mehr zu erwarten.

ADS-Kinder müssen nicht immer ein feinmotorisches Problem haben. Sebastian, 7 Jahre, ist in der 1. Klasse und kann phantastisch malen. Er malt auch alle Buchstaben, braucht aber dafür sehr lange. Sebastian ist nicht nur besonders **kreativ** und künstlerisch sehr begabt, er hat leider auch ein **ADS ohne Hyperaktivität**. Im Unterricht ist er oft „geistig nicht anwesend". Er träumt und hat große Probleme in seinem Arbeitstempo. Er versinkt in seiner Traumwelt, malt stundenlang seine Ideen und verpasst so viel vom Unterricht, dass er jetzt sogar die erste Klasse wiederholen soll!

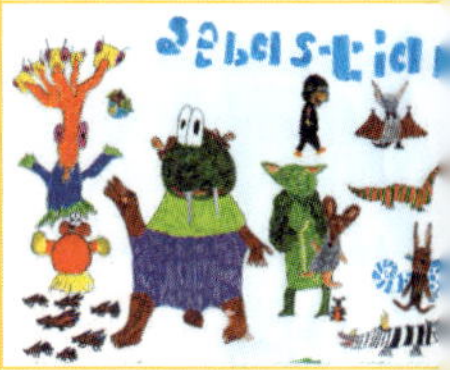

ADS ohne Hyperaktivität – Jule und ihre Besonderheiten

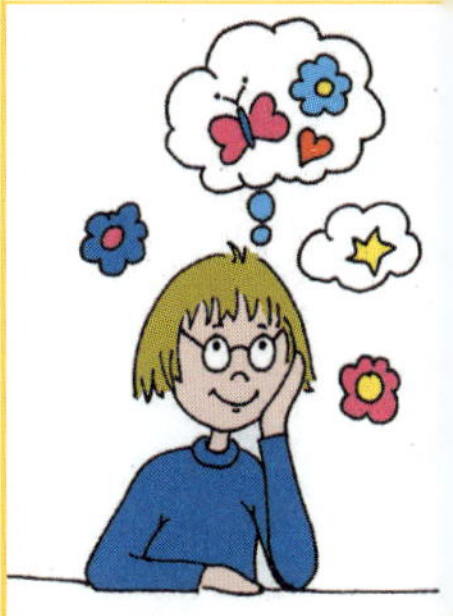

Häufig wird nur über die anstrengenden ADS-Kinder mit Hyperaktivität gesprochen. ADS-Kinder ohne Hyperaktivität fallen zunächst nicht so sehr auf, da sie sich sehr gerne zurückziehen und oft „abschalten". Sie bekommen eher folgende Kommentare zu hören: „trödelt, zu langsam, geistig nicht anwesend, vergesslich und irgendwie anders".

Aber auch sie haben es in der Schule oft sehr schwer, da sie häufig mit ihren Gedanken in ihre **Phantasiewelt** „abtauchen" und viele Instruktionen und Erklärungen nicht mitbekommen. Sie verlieren schnell den Überblick und arbeiten unsystematisch. Weil sie nicht lange zuhören können, vermitteln sie manchmal den Eindruck von Desinteresse.

Jules Eigenorganisation ist genauso katastrophal wie die von Max. Sie wirkt oft zerstreut und ist mit den Gedanken irgendwo, nur nicht beim Thema. Ihre Arbeitsmaterialien sind häufig unvollständig. Im Ranzen herrscht ein heilloses Durcheinander: Lose Zettel sind nicht in den entsprechenden Mappen und Heften, sondern fliegen neben angekauten Pausenbroten herum.

Ihre mangelnde Impulssteuerung macht sich im Verhalten meistens nur in sehr vertrauter Umgebung bemerkbar.

Zuhause ist Jule ganz anders. Hier kann sie auch extrem schnell „explodieren" und die Nerven der Eltern strapazieren. Ihre mangelnde Impulssteuerung macht sich im Verhalten meistens nur in sehr vertrauter Umgebung bemerkbar. In Gruppen und bei anderen ist Jule in der Regel sehr angepasst. Manchmal können Außenstehende es gar nicht fassen, dass sie so unterschiedlich reagieren kann. Wer ADS mit den verschiedenen Ausprägungsgraden nicht kennt, lässt sich schnell dazu verleiten, die Schuld für zu impulsive Reaktionen wieder den Eltern zu geben – weil Jule nur zuhause so schwierig ist. Dies ist ein Trugschluss! Auch Jule kennt in ihrem Verhalten nur Extreme: Entweder – Oder! Häufig ist ihr Verhalten nicht an die Situation angepasst. Sie taucht in der Schule einfach zu schnell in ihre Gedankenwelt ab, hingegen zuhause lässt sie ihren Frust bei den kleinsten Anlässen heftig heraus. Glücklich ist sie damit auch nicht!

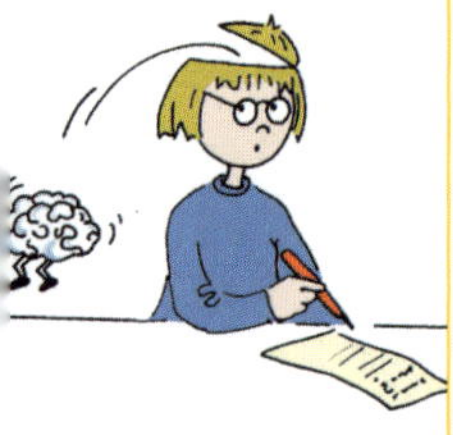

Jule, wie viele ADS-Kinder ohne Hyperaktivität, leidet unter emotionalen **Problemen:** sie hat Versagensängste, Lernblockaden, ein niedriges Selbstbewusstsein und häufig Kopf- und Bauchschmerzen. Jule und viele andere ADS-Kinder ohne Hyperaktivität merken oft, dass sie anders sind und dadurch auch ausgegrenzt werden.

Max und Jule und ihre Probleme zuhause: Eltern sind stark gefordert

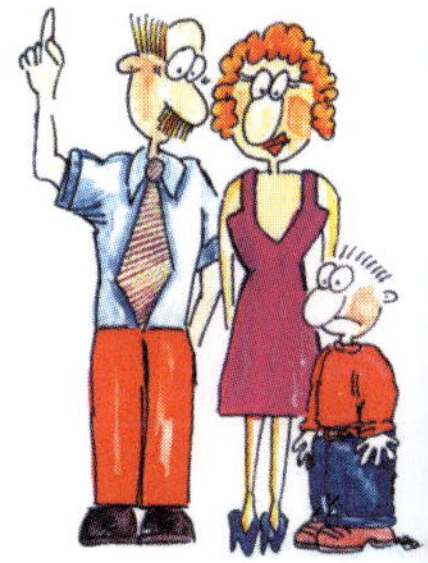

Die Eltern von Max und Jule machen sich natürlich wegen der ständigen Beschwerden aus der Schule viele **Sorgen**. Sie „impfen“ Max jeden Morgen ein, dass er heute besonders gut aufpassen und lieb sein soll.

Sie sind hin und her gerissen, weil sie sehen, dass Max durchaus schlau ist und vieles sehr schnell versteht und aufnimmt. So kann er sich stundenlang am Computer oder auch beim Fernsehen konzentrieren. Dagegen beim Lernen klappt es überhaupt nicht. Müsste er sich nur mehr anstrengen?

Vor allem die Hausaufgaben sind eine Katastrophe: er fängt nicht an, diskutiert, ist sehr ablenkbar und springt ständig wieder auf. Meist hat er dann auch noch vergessen, was er zu tun hat. Wenn er zusätzlich Lesen oder Schreiben üben soll, gibt es regelmäßig Streit.

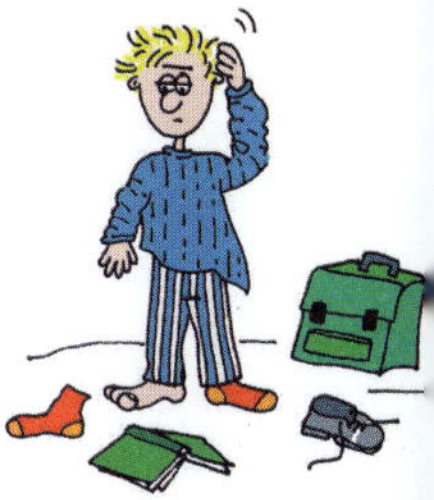

Aber nicht nur die Schul- und Lernprobleme lassen die Eltern verzweifeln. Max ist genauso wie Jule von **morgens** bis abends anstrengend, es sei denn, sie können alles nach Lust und Laune machen. Leider ist dies nicht der Alltag!

Morgens muss man pünktlich aufstehen, sich waschen, anziehen und zum Frühstück erscheinen, um rechtzeitig in der Schule anzukommen. Dies ist zwar nicht spannend, muss aber sein. Diese Einsicht lässt bei ADS-Kindern lange auf sich warten. Sie haben mit ihrem „Alltagsmanagement“ oft noch als Jugendliche Probleme.

Sie provozieren ständig Ermahnungen, sind übel gelaunt, trödeln trotz Zeitdruck oder werden flippig.

Sie provozieren ständig Ermahnungen, sind übel gelaunt, trödeln trotz Zeitdruck oder werden flippig. Beim Anziehen finden sie ihre Socken nicht, suchen lieber Streit mit der Schwester oder erfinden Spiele mit der Zahnpasta, dem Wasserhahn etc. Viele Eltern müssen tief Luft holen, wenn das „Morgenprogramm" einmal wieder geschafft ist, sie/er alles mitgenommen und den Schulbus nicht verpasst hat.

Mittags geht das Theater meistens weiter. Max kommt geladen aus der Schule, wirft den Ranzen in die Ecke und motzt erst einmal über das Essen. ADS-Kinder haben oft ein sehr eingeschränktes Repertoire an Speisen, die sie mögen. Nudeln mit Ketchup oder Pizza – und das im täglichen Wechsel. Alles andere, besonders Gemüse, wird mit großem Protest abgelehnt. Das ist in der Regel nicht nur ihr Eigensinn, sondern sie sind in ihrer Geruchs- und Geschmackswahrnehmung sehr empfindlich. Am besten gibt es auch hier eine feste Regel, wie viel und wann man was isst. Diskussionen und Vorträge über eine ausgewogene Ernährung treiben nur die Erregungsspirale in die Höhe, und das Gemüse bleibt trotzdem auf dem Teller liegen. Oft mögen sie lieber Rohkost knabbern. Süßes sollte natürlich erst zum Nachtisch erlaubt werden.

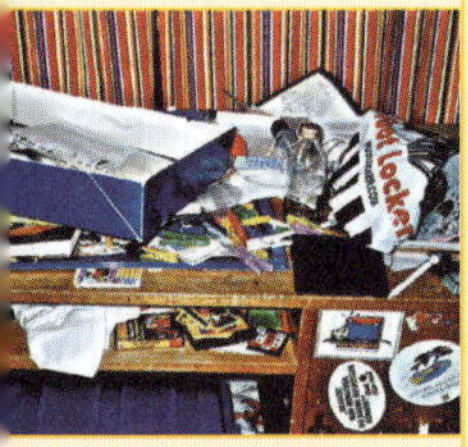

Das Chaos, das ADS-Kinder verbreiten, bringt besonders Mütter auf die Palme. Sie müssen nicht nur das Aufräumen ständig einfordern, sondern auch dafür sorgen, dass ein Schulheft überhaupt Platz auf dem **Schreibtisch** findet und die Hausaufgaben erledigt werden können. Christian hat seinen Schreibtisch einmal fotografiert. Er macht meistens nur am Esstisch seine Hausaufgaben, weil der immer leer geräumt ist und seine Mutter in der Nähe abrufbar ist. Er kann sie dann schnell fragen, wenn er etwas nicht verstanden hat. Außerdem wird er immer wieder daran erinnert, weiter zu arbeiten, wenn die Ablenkbarkeit wieder dazu führt, dass Gedanken abschweifen oder er zwischendurch spielt.

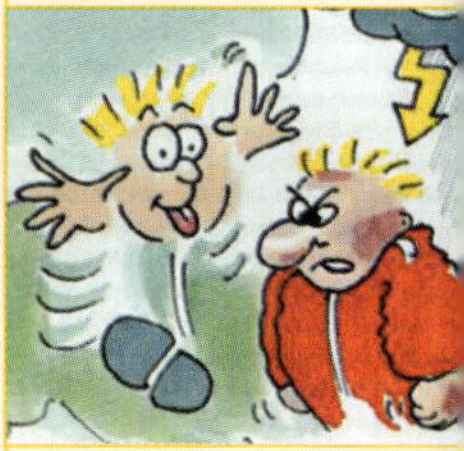

Impulsivität und Sprunghaftigkeit stehen Max nicht nur beim Lernen im Weg, sondern auch im Kontakt mit anderen. Er ist oft sehr eigensinnig und diskutiert endlos in Situationen, in denen es unangebracht ist. Er ist sehr reizbar und eckt häufig mit anderen Kindern in seiner Freizeit an. Max hat auch mit seiner kleineren Schwester oft **Zoff**. Manchmal genügt nur ein „doofer Blick" beim Essen und schon ist wieder Geschrei.

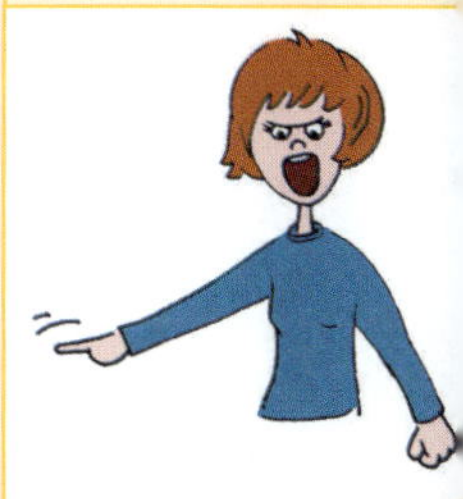

Ist es daher verwunderlich, wenn Eltern auch mal auf der Palme sitzen und **laut** werden? ADS-Kinder testen sehr oft die Grenzen aus, provozieren und scheinen aus Fehlern kaum zu lernen. Regeln muss man zigmal wiederholen und eintrainieren. Der Familienfrieden hängt meist schief. ADS-Kinder sind anstrengend und brauchen mehr Erziehung als jedes andere Kind.

Und abends? Auch wenn der ganze Tag anstrengend war, geht Max in der Regel nicht freiwillig ins Bett. Er mag abends noch spielen, endlos Fernsehen schauen, herumtoben oder... Es gibt eigentlich immer Theater. Max hat noch unglaublich viel Energie und kann nicht zur Ruhe kommen. Viele ADS-Kinder können nicht alleine einschlafen. Mama oder Papa sollen bei ihnen bleiben, etwas vorlesen, sie unterhalten oder auch Ängste vertreiben.

Eltern sind nicht nur als Erzieher, als Manager im Alltag, als Lehrer für die Hausaufgaben und als Schiedsrichter bei Streit gefragt, sondern sie haben auch die Rolle, Frust und negative emotionale Reaktionen aufzufangen. Sie müssen trösten, wenn vieles einfach nicht gut klappt.

ADS-Kinder leiden unter ihren Misserfolgen

Obwohl ADS-Kinder mit Hyperaktivität bei allem schnell sagen „mir doch egal“, leiden sie unter ihren Misserfolgen. Allerdings zeigen sie es nicht immer, sondern sie wirken oft „obercool“. Wenn man sie näher kennenlernt, weiß man, dass sie sehr sensibel und manchmal auch verzweifelt sind. Auch sie möchten erfolgreich sein, einmal Lob und nicht nur den ganzen Tag Ärger bekommen.

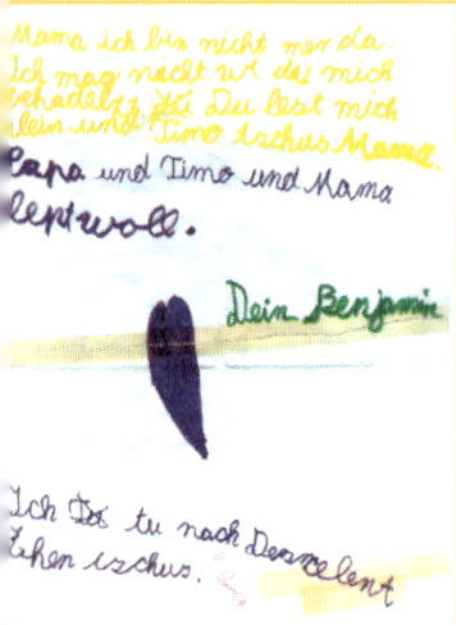
Mama ich bin nicht mer da.
Papa und Timo und Mama
leptwoll.
Dein Benjamin

Sie registrieren, dass sie manches nicht so gut meistern wie andere. Ihr Selbstbewusstsein leidet besonders, wenn zusätzlich noch eine Teilleistungsstörung, z.B. eine Lese-Rechtschreibstörung ihnen ihr Schülerleben schwer macht. Benjamin hat an einem „Frusttag“ der Mutter einen Abschiedsbrief geschrieben. Er meinte, dass die Eltern es ohne ihn viel leichter hätten. Ein Glück konnte er getröstet werden und durch die Therapie soviel Hilfe bekommen, dass er mittlerweile sogar das Gymnasium besuchen kann. Er hat Erfolgserlebnisse, und auch die Lehrkräfte sehen, dass er clever ist – auch wenn er in der Rechtschreibung noch nicht perfekt ist.

ADS – und das Netzwerk unserer Reaktionen

Wir haben Ihnen die Besonderheiten von ADS-Kindern und ihre Probleme im Alltag und beim Lernen kurz zusammengefasst und anschaulich gemacht.

Jetzt stellt sich die Frage: Wie kann ich mein ADS-Kind effektiv unterstützen? Um passende Antworten zu finden, müssen wir uns zunächst ein Bild über die Bedingungen unseres Verhaltens machen.

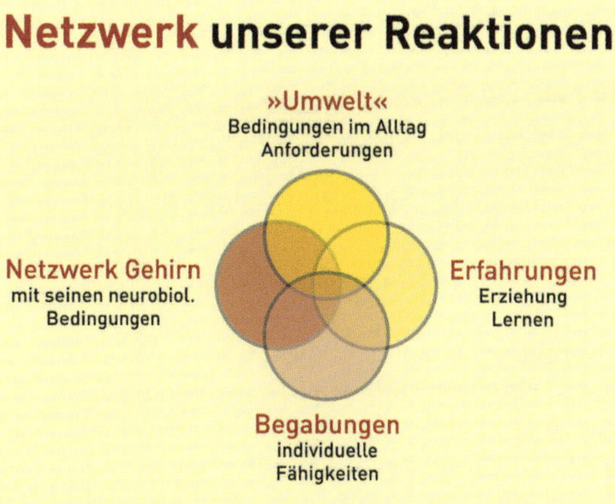

Dazu schauen wir uns die grundlegenden Zusammenhänge unserer Reaktionen und unserer Entwicklung an: Was wir lernen, und wie wir reagieren, hängt von mehreren Faktoren ab. Letztendlich ist jede Reaktion und jedes Lernen von neurobiologischen Bedingungen des Netzwerks Gehirn abhängig, aber auch von unseren bisherigen Erfahrungen und den momentanen Anforderungssituationen. Dies gilt für alle Menschen, natürlich auch für ADS-Kinder.

Wenn wir dieses Netzwerk-Denken auf die ADS-Symptomatik übertragen, verstehen wir, warum ADS mit seinen neurobiologischen, häufig genetisch vorgegebenen Besonderheiten zu vielen unterschiedlichen Probleme führen kann, aber auch mehr oder weniger gut kompensiert werden kann:

✓ ADS kann in verschiedenen Lebensphasen unterschiedliche Probleme bereiten. Max kam im Kindergarten gut zurecht, und es gab keinen Grund, sich Sorgen zu machen. Hier durfte er nach Herzenslust herumtoben und „frei spielen". Das änderte sich erst mit der Einschulung. Weil er nicht zuhören oder abwarten konnte, bekam er in der ersten Klasse Probleme und fiel in seinem Verhalten auf.

✓ Es gibt individuelle Unterschiede, sowohl in der Ausprägung von ADS, als auch in den vorhandenen Kompensationsmöglichkeiten. Es gibt Kinder, die haben aufgrund ihrer sehr stark ausgeprägten Aufmerksamkeitsstörung, ihrer hohen Impulsivität und ihrer ständigen motorischen Unruhe schon im Kleinkindalter mehr Probleme als Max.

✓ Auch wenn Erziehung nicht die Ursache von ADS ist, kann sich die ADS-Problematik je nach Bedingungen in der Familie oder in der Schule verstärken oder kompensieren. Lernen und „Musterveränderungen im Verhalten" sind trotz ADS möglich. Sie kosten „nur" mehr Übungsdurchläufe und mehr Energie.

✓ Ein ADS-Kind mit sehr guten kognitiven Begabungen hat meistens nicht sofort Schulleistungsprobleme wie vielleicht ein ADS-Kind mit geringeren intellektuellen Talenten. Es hat kürzere Entschlüsselungszeiten und kann sehr oft richtig „raten", so dass in den ersten Klassen die ADS-Symptomatik beim Lernen nicht so sehr zum Tragen kommt.

Wir sollten diese Erkenntnisse aus der Neurowissenschaft über das Wechselspiel der Systeme auch bei der Unterstüt-zung von ADS-Kindern nutzen. Wir haben es mit vernetzten Bedingungen zu tun, die wir durch sich ergänzende Interventionen optimieren können.

Wir schauen uns zunächst den Aspekt „Netzwerk Gehirn“ mit seinen neurobiologischen Bedingungen an, um die Grundlagen von ADS besser verstehen zu können. Danach werden Sie erfahren, wie ADS-Kinder ihre individuellen Fähigkeiten nutzen lernen, und wie Erziehung, Erfahrungen und Anforderungen besser aufeinander abgestimmt werden können.

Wir haben es mit vernetzten Bedingungen zu tun, die wir durch sich ergänzende Interventionen optimieren können.

ADS - die neurobiologischen Besonderheiten und die andere Info-Verarbeitung

Was spielt sich eigentlich im Netzwerk Gehirn ab?

Viele von Ihnen kennen ähnliche **Darstellungen** wie diese:

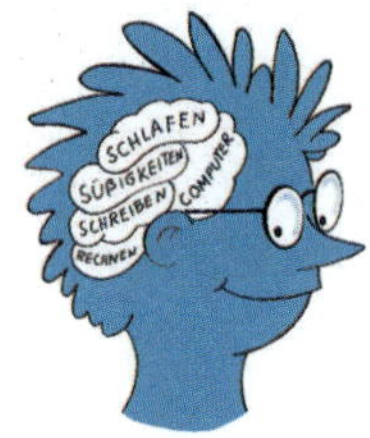

Aber so einfach ist es nicht! Das Gehirn hat zwar verschiedene Fachabteilungen, wie auch eine rechte und linke Hirnhälfte. Aber die Probleme sind nicht dadurch gelöst, dass man die Verbindung zwischen rechter und linker Hirnhälfte aktiviert. Solche und ähnliche Spekulationen sind zur Zeit sehr populär und verleiten uns zu der falschen Annahme, dass viele Hirnfunktionen durch ganz einfache Übungen, wie z. B. Überkreuzübungen, alleine zu optimieren wären.

Unser Gehirn ist in seiner Funktionsweise sehr viel komplexer, und wir haben durch unser Tun Möglichkeiten es zu verändern.

Die 90er Jahre wurden unter Wissenschaftlern als das „Jahrzehnt des Gehirns“ gefeiert. Mehrere Nobelpreise wurden an Wissenschaftler verliehen, die über die Info-Verarbeitung in unserem Gehirn grundlegende Zusammenhänge erforschten. In den Neurowissenschaften macht man sich Gedanken über die Mechanismen, wie Wissen ins Gehirn gelangt und welche Bedingungen Entwicklung benötigt.

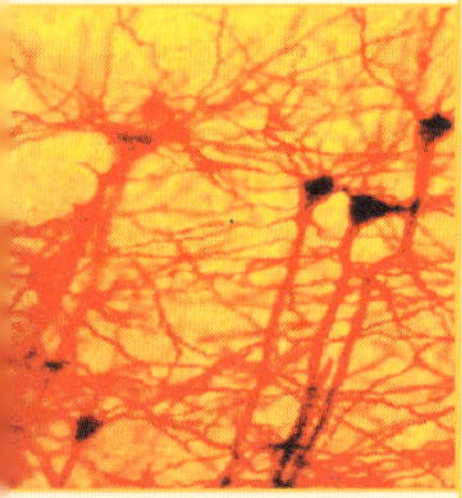

Nervenzelle in Aktion

Mit den erworbenen Erkenntnissen über die Grundlagen von Denken, Reagieren und Fühlen sind wir dem „Phänomen ADS“ schon näher gekommen und können dessen Besonderheiten im neuronalen Netzwerk und der Info-Verarbeitung besser verstehen.

Wir haben ein faszinierendes neuronales Netzwerk aus mehr als 100 Milliarden **Nervenzellen**. Jede Nervenzelle kann bis 10.000 Verknüpfung zu anderen Nervenzellen bilden und damit Infos weitergeben. Hochgerechnet bedeutet dies 1 Billiarde Kontaktstellen, die bestimmten Regeln unterliegen, aber extrem flexibel reagieren können.

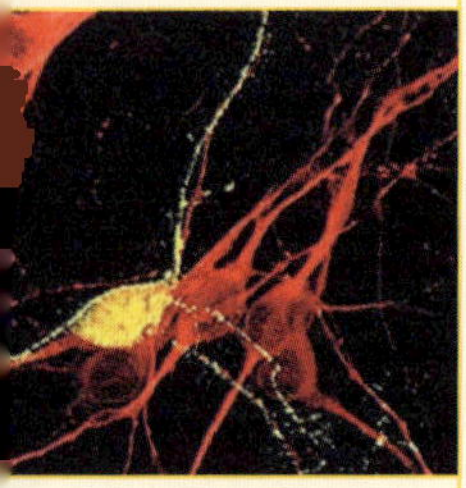

Fluorezenz-mikroskopische Darstellung einer Gehirnzelle (Astrozyt) in Zellkultur, (PD Dr.A. Derouiche, Institut f. Anatomie, Dresden)

Häufig benutzte Kontakte verstärken sich und weniger benutzte Kontakte schwächen sich ab. Diesen Prozess nennen wir Automatisieren und Lernen durch **Synapsenmodifikation.** Dies passiert bei jedem Lernprozess. Unser neuronales Netzwerk wird also dadurch beeinflusst, was und wie oft wir etwas tun und welche Verbindungen wir dabei nutzen.

Was passiert im neuronalen Netzwerk bei ADS?

Die Info-Verarbeitung ist anders.
Schauen Sie sich das Schema an:

Reiz-Response-Schema

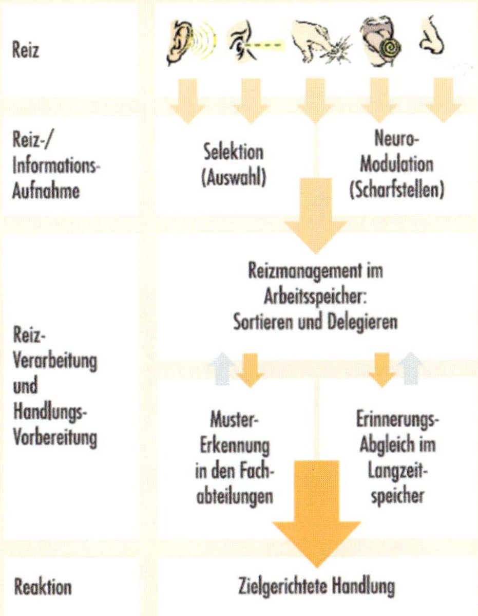

Schema aus „ADS. Das Erwachsenenbuch“ (ObersteBrink)

Infos, wie z. B. eine Instruktion von der Lehrerin, werden über unsere Sinnesorgane aufgenommen und zunächst im Arbeitsspeicher zwischengelagert. Es sollen aber nur die für die Aufgabe wichtigsten Infos geladen werden, unwichtige sollen herausgefiltert werden. Man nennt diesen Vorgang auch „sich auf eine Sache konzentrieren“ oder „aufpassen, genau hinhören und genau hinschauen“. Die geladene Info wird im Arbeitsgedächtnis für kurze Zeit behalten, um sie zu sortieren und mit schon bekannten Daten aus unserem Langzeitgedächtnis abzugleichen. So können wir uns auf neue Situationen und Aufgaben einstellen, eine gezielte Handlungsplanung entwerfen und entsprechend reagieren.

ADS-Kinder haben hiermit Probleme. Ihre Info-Aufnahme ist der Aufgabe nicht optimal angepasst, d.h. es werden entweder zu viele Daten, auch unwichtige, geladen oder wichtige nicht vollständig erfasst. ADS-Kinder sind sehr sprunghaft und bekommen alles Mögliche mit, aber häufig nicht das Wesentliche.

Zusätzlich arbeitet ihr Arbeitsspeicher nicht optimal. Er hält die Infos nicht lange genug fest, sortiert sie ungenügend oder ist überlastet durch zu viele Infos, so dass es dann oft zu „Datenabstürzen“ kommt. Das bezeichnen wir auch mit den Begriffen „vergesslich oder schlechte Merkfähigkeit“.

So können wir verstehen, warum manchmal Chaos im Kopf von ADS-Kindern herrscht, sie nicht alles mitbekommen, impulsiv und oberflächlich arbeiten oder zerstreut und vergesslich sind.

In längeren Umsetzungsprozessen haben sie Mühe und können nur wenig systematisch und vorausplanend arbeiten und handeln.

Aufgrund dieser anderen Info-Verarbeitung lieben sie es, wenn Daten schnell verarbeitet werden können. Sie sind dann in ihrem Element, wenn sie neue Ideen entwickeln, Brainstorming machen dürfen oder auch in Sekundenschnelle eine Antwort finden sollen. Deshalb sehen wir auch in den neuro-psychologischen Testungen, dass sie häufig bei mündlichen Aufgaben, die kurze und knappe Instruktionen haben, besonders clever, sehr kreativ wie auch fantasiebegabt sind und gut abschneiden. Aber in längeren Umsetzungsprozessen haben sie Mühe und können nur wenig systematisch und vorausplanend arbeiten und handeln.

Wie werden Aufmerksamkeitsfunktionen und die Info-Verarbeitung im neuronalen Netzwerk gesteuert?

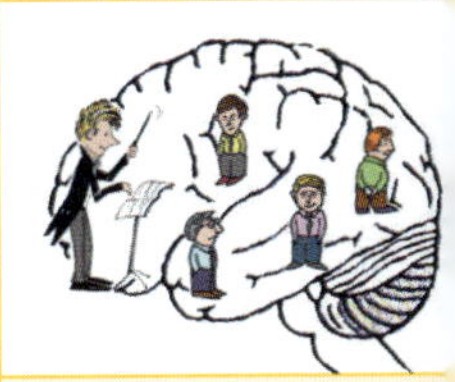

Es gibt bestimmte Neuronenverbände, die diese „**Dirigentenfunktion**“ übernehmen. Der Fachausdruck für den Dirigenten ist „**Exekutive Funktionen**“ in Verbindung mit dem „**Working memory**“ (unserem Arbeitsspeicher oder Kurzzeitgedächtnis).

Der Dirigent verbindet die Funktionen Informationsaufnahme, Sortieren, Behalten, Abgleichen mit vorhandenem Wissen und leitet an die speziellen Verarbeitungszentralen weiter.

Wichtige Dirigentenaufgaben werden durch die Neuro-transmitter - die chemischen Botenstoffe im Gehirn - Dopamin und Noradrenalin gesteuert. Wir wissen, dass der Stoffwechsel von diesen Neurotransmittern bei ADS in bestimmten Hirnregionen nicht optimal ist. Deshalb ist der Dirigent in seiner Funktion beeinträchtigt.

Dies lässt sich mittlerweile in wissenschaftlichen Untersuchungen bildlich darstellen - wie hier in der Positronen-**Emissions-Tomographie** oder kurz **PET.**

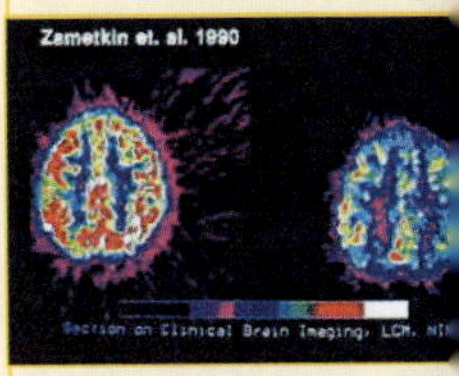

Zametkin et.al. 1990, Section on Clinical Brain Imaging, National Institute of Mental Health, NIH, Bethesda, MD 20892.

Das Puzzle: Diagnostik bei ADS

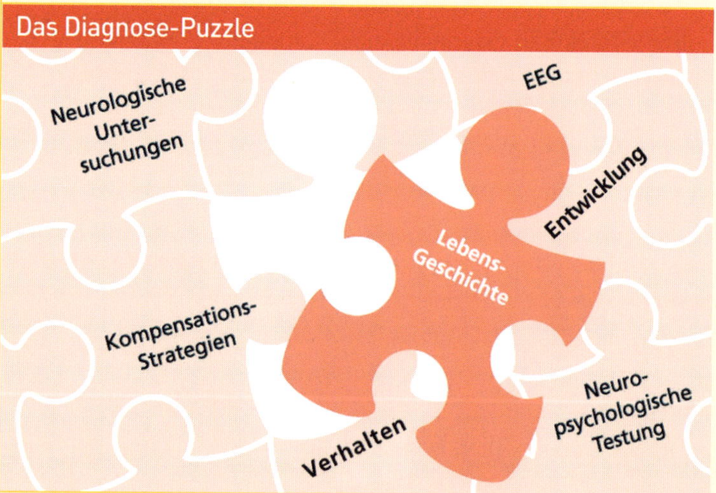

Natürlich hat nicht jedes Kind die Diagnose ADS, wenn es manchmal etwas unkonzentriert und unruhig ist. ADS-Kinder haben täglich und in vielen Situationen große Probleme und Beeinträchtigungen auf Grund ihrer Aufmerksamkeitsstörung und ihrer mangelnden Impulssteuerung. Wir können ADS anhand von internationalen und wissenschaftlich anerkannten Diagnosekriterien sicher feststellen. Ob und wie stark die ADS-Problematik und die Besonderheiten der Info-Verarbeitung ausgeprägt sind, welche individuellen Bedingungen vorliegen und welche besonderen Stärken jedes einzelne Kind hat, schauen wir uns in der Diagnostik genau an. Wir müssen sehr viel über die Lebensgeschichte und die bisherigen Entwicklungsschritte erfahren und zusätzlich eine neuropsychologische Testung durchführen.

Wir können ADS anhand von internationalen und wissenschaftlich anerkannten Diagnosekriterien sicher feststellen.

Die Puzzlesteine zur Diagnostik bei ADS:

✓ die bisherige Lebensgeschichte
✓ das Verhalten in verschiedenen Situationen
✓ das Wie und Wann der Entwicklungsschritte
✓ die Arbeitsstrategien beim Lösen von Aufgaben
✓ das Ergebnisprofil der neuropsychologischen Testung
✓ die neurologische u. körperliche Untersuchung
✓ und eventuell ergänzend:
✓ die neurophysiologischen Untersuchungen mit Messung der elektrischen Hirnaktivität (EEG) und der evozierten Potenziale (EP)

Es gibt keinen einzelnen Test, mit dem allein die Diagnose ADS möglich ist. Auch eine elektrische Messung der Hirnaktivität oder einzelne Videoaufnahmen oder nur einzelne psychologische Testergebnisse sind allenfalls Mosaiksteine für die Beurteilung. Wir müssen viele verschiedene Puzzlesteine zusammensetzen, um uns ein Gesamtbild über Ihr Kind machen zu können. Erst dann sind eine Diagnose und eine individuelle Therapieplanung möglich. Ein solches Vorgehen verhindert, dass zu schnell das Verhalten eines Kindes in die „Diagnose-Schublade" gesteckt wird und beugt vor, dass ADS als Modekrankheit in Verruf kommt. Auf diesem diagnostischen Weg werden natürlich auch andere Ursachen für Verhaltens- und Entwicklungsauffälligkeiten erkannt.

Wir müssen viele verschiedene Puzzlesteine zusammensetzen, um uns ein Gesamtbild über Ihr Kind machen zu können.

Der wichtigste Puzzlestein ist das Gespräch über die bisherige Lebensgeschichte. Sie werden zusammen mit Ihrer Ärztin /Ihrem Arzt oder PsychologInnen den bisherigen Entwicklungsverlauf, eventuelle Risikobedingungen oder Erkrankungen, das Verhalten Ihres Kindes in verschiedenen Situationen und die aktuelle Problematik Revue passieren lassen.

In Ergänzung zu diesem Gespräch benutzen wir öfters Checklisten und Fragebögen, welche sich an den Internationalen Diagnosekriterien (z.B. DSM V – Diagnostic and statistic manual of mental disorders V) zur Diagnostik von ADS orientieren. Einzelne Checklisten für verschiedene Altersstufen und den so genannten DSM V-Fragebogen sowohl für Eltern als auch für Lehrkräfte haben wir in unserem Buch „Das ADS-Buch" (ObersteBrink) und auf unserer Homepage **www.opti-mind.de** aufgelistet und beschrieben.

In dem gemeinsamen Gespräch werden u.a. folgende Fragen besprochen:

- ✓ Welche Sorgen stehen momentan im Vordergrund?
- ✓ Welche Anforderungen werden an Ihr Kind gestellt, und wie kann es diese meistern?
- ✓ Hat Ihr Kind Lernprobleme?
- ✓ Was klappt schon gut?
- ✓ Was ist in der Erziehung schwierig?
- ✓ Wie sieht Ihr Tagesablauf aus?
- ✓ Wie viel Unterstützung braucht Ihr Kind?
- ✓ Wie wird Ihr Kind von anderen beurteilt z. B. vom pädagogischen Personal im Kindergarten, den Lehrkräften?
- ✓ Hat Ihr Kind Freunde, wird es zu anderen eingeladen?
- ✓ Wie kommt es in der Gruppe z. B. im Sportverein klar?
- ✓ Mit was beschäftigt es sich am allerliebsten?
- ✓ Wo liegen die individuellen Stärken?

In den anschließenden Untersuchungen und neuropsychologischen Tests werden weitere Informationen als Puzzlesteine ergänzt.

Wir können das neuronale Netzwerk **Gehirn n**icht einfach vermessen. Durch die verschiedenen Untersuchungen können wir uns aber ein gutes Bild über die Funktionsweise und über die Nutzung der neuronalen Verbindungen machen. Wir können die ADS-spezifischen Besonderheiten sehen, die verschiedenen Aufmerksamkeitsfunktionen testen und auch die Auswirkungen auf das Verhalten sowie die Entwicklung feststellen. Daraus ergibt sich für jedes Kind ein individuelles Entwicklungs-Profil mit seinen Höhen und Tiefen.

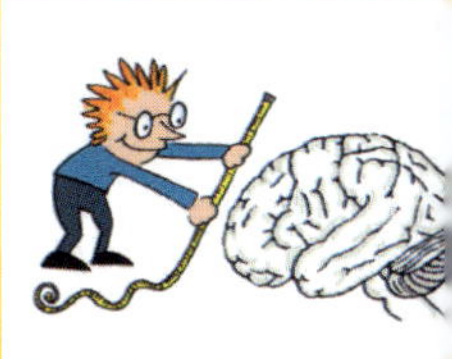

Hier ein Beispiel einer grafischen Darstellung eines differenzierten Entwicklungs- und **Intelligenztestes** (HAWIK III):

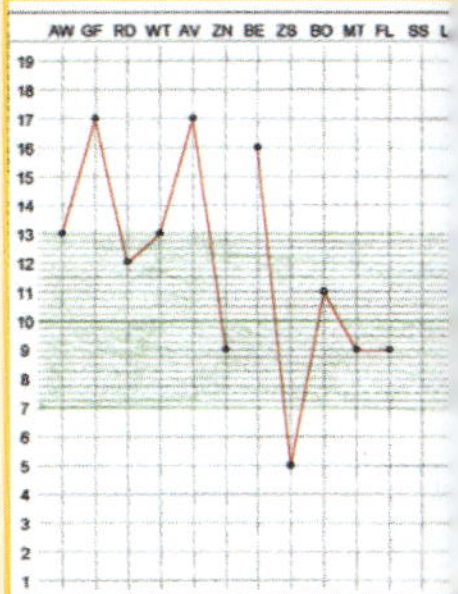

Wir sehen in diesen Entwicklungsuntersuchungen nicht nur, wie hoch der Intelligenz-Quotient (IQ) ist, sondern wir machen uns auch ein Bild über die Konzentration, die Lösungsstrategien wie auch über das Verhalten bei Anforderungen. Man kann bei Max beobachten, dass er besonders Aufgaben liebt, die er schnell mündlich beantworten kann. Hier erreicht er sehr gute Ergebnisse. Wenn er aber zunächst genau hinschauen oder hinhören muss, eine Vorausplanung sinnvoll erscheint, und die Aufgabe nur Schritt für Schritt zu lösen ist, macht er Flüchtigkeitsfehler. Er arbeitet zu hektisch und impulsiv.

HAWIK III
Verbalteil IQ 129
Handlungsteil IQ 100
Gesamt IQ 117
Sprachl. Verständnis IQ 135
Wahrnehmungsorganisation IQ 109

Jule hat dagegen ein sehr langsames Arbeitstempo, weil sie immer wieder mit ihren Gedanken abschweift und den roten Faden verliert.

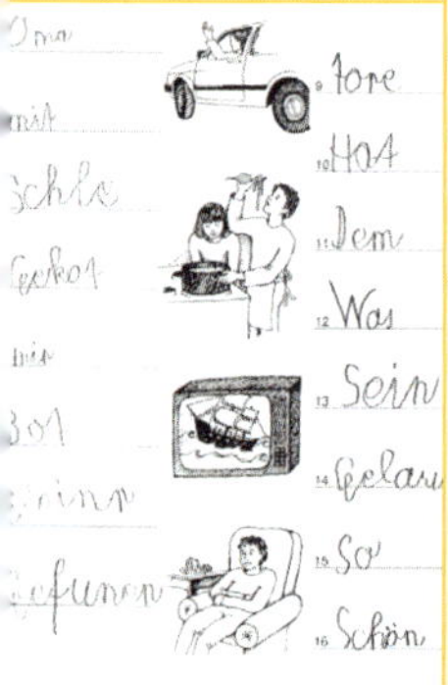

Meistens wird die neuropsychologische Testung noch durch visuelle und auditive Konzentrationstests ergänzt und bei besonderen Problemen wie der Frage nach einer Rechenschwäche oder Lese-Rechtschreibschwäche durch zusätzliche spezielle Untersuchungen erweitert. Bei Max wurde ergänzend ein Lese-Rechtschreibtest durchgeführt, weil er beim Schreiben und **Lesen** Schwierigkeiten hatte. Es stellte sich heraus, dass er neben seiner ADS-Problematik noch eine Lese-Rechtschreibschwäche im Sinne einer Teilleistungsstörung hat. Diese Untersuchungen sind bei allen Kindern nötig, wenn man viele Rechtschreibfehler im Heft sieht.

In der Regel sehen wir eine große Diskrepanz zwischen kognitivem IQ und emotionalem EQ. Wie Sie schon wissen, besteht bei den meisten ADS-Kindern eine emotionale Reifungsverzögerung, weil sie zu wenig Überblick haben, sich und die Situation nicht adäquat analysieren und motivationsgesteuert reagieren. Zielorientiertes Handeln ist nicht ihre Stärke.

Das bedeutet wiederum auch viele Frustrationen, Versagensängste und ein niedriges Selbstbewusstsein. Kinder mit ADS erfahren oft Kritik, haben häufig Schwierigkeiten, Freunde zu finden, und sind manchmal über ihre Situation verzweifelt.

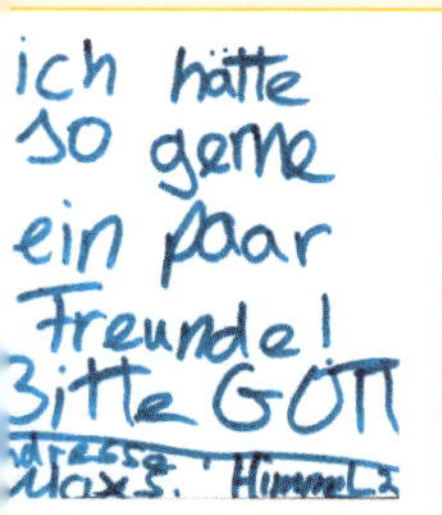

Max hat einen Brief an Gott geschrieben: „Ich hätte so gerne ein paar **Freunde**. Bitte Gott! Adresse: an Himmel 3“.

Wie steht es um die emotionale Entwicklung, das Selbstbewusstsein und die Kontakte zu gleichaltrigen Kindern? Die Antworten auf diese Frage gehören ebenfalls zur umfassenden Diagnostik bei ADS.

[Weitere ausführliche Beschreibungen über das Verhalten und die Entwicklungsauffälligkeiten finden Sie in unserem Buch „Das ADS-Buch“ (ObersteBrink).]

Wie kann man ADS-Kinder unterstützen? – das multimodale Konzept

Die optimale Unterstützung setzt über eine Vernetzung von Hilfen an. Wir sprechen dann von einer „multimodalen Therapie“. Auch das OptiMind-Konzept basiert auf so einem mehrstufigen Therapiekonzept.

An oberster Stelle stehen das Wissen und die Aufklärung über die verschiedenen Aspekte bei ADS.

Eltern können als wichtigster Coach hierzu sehr viel beitragen. Sie können die „Dirigentenfunktionen“ stärken, so dass sich auch bei ADS-Kindern viele Dinge automatisieren, und sie mit sich und ihren Anforderungen gut klarkommen.

Oft müssen ADS-Kinder darüber hinaus Kompensationsstrategien entwickeln, um sich besser zurechtzufinden und Aufgaben besser lösen zu können. Diese vermitteln wir in einem **ADS-Training (Verhaltenstraining)** für Kinder und Jugendliche.

[Viele Bausteine dieses Trainings haben wir in unseren Büchern „Das ADS-Buch“ (ObersteBrink) und „ADS. TopFit beim Lernen“ (OptiMind media) beschrieben.]

Die dritte Säule im Therapiekonzept ist die Medikation bei ADS. Medikamente werden dann zusätzlich nötig, wenn es sich um eine ausgeprägte ADS-Problematik handelt.

Therapie bei ADS
ein multimodales Konzept

Aufklärung und ADS-Elterntraining

Kompensationsstrategien
Selbsinstruktion, Organisation, Motivation
Optimierung vorehandener Stärken

medikamentöse Therapie

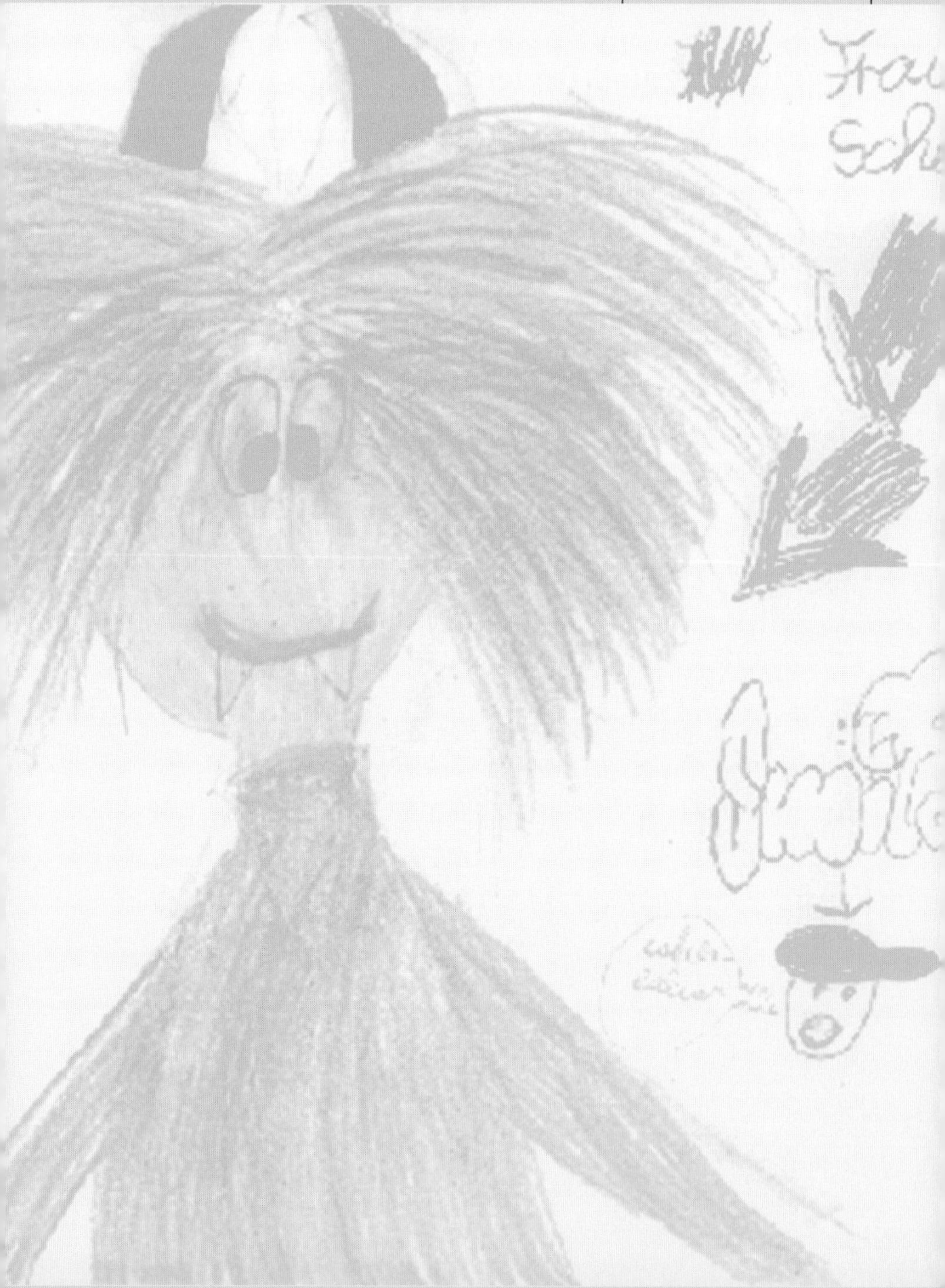

2. Erziehung und Begleitung von ADS-Kindern – eine besondere Herausforderung!

Wie können Sie Ihre Rolle als Coach meistern?

Hier gilt die Devise: Teamarbeit und am gleichen Strang ziehen!

Unterschiedliche Ansichten der „Team-Mitglieder" über die Bedingungen bei ADS gehören zu den häufigen Ursachen von Misserfolgen in der Erziehung. Wenn der Vater von Max, der eventuell in den „Kernzeiten der Erziehung" meistens nicht anwesend ist, vieles im Alltag nicht miterlebt, ADS nicht als Störungsbild akzeptiert oder darüber zu wenig weiß, kann kein einheitliches, gemeinsames Erziehungskonzept praktiziert werden. Unter Umständen gibt er seiner Frau die Schuld für das Verhalten von Max und erklärt die Misserfolge in der Schule durch mangelndes Engagement der Mutter. Oder wenn ein Elternteil alles durchgehen lässt und wenig konsequent ist, werden sich bestimmte Regeln in der Familie nicht automatisieren. Stattdessen gibt es nur endlose Diskussionen um alles und nichts, viel Geschrei und Frustrationen.

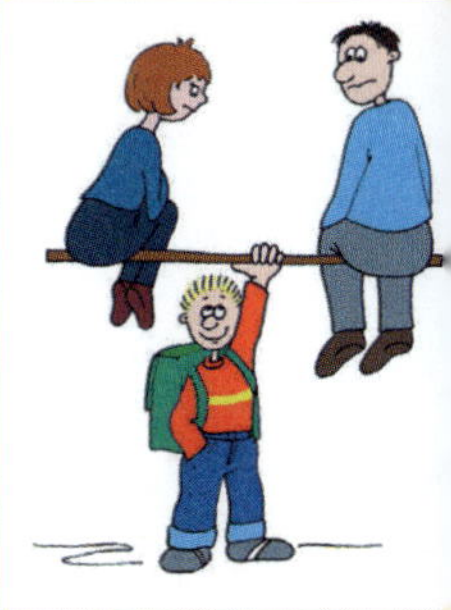

Außenstehende interpretieren dann die Konstellation so: Max hat zwei Erwachsene völlig **im Griff** und setzt seine Ideen nach Lust und Laune durch. Aber auch wenn Max mit Protest und einem „kategorischen Nein" manchen unbequemen Dingen für kurze Zeit aus dem Weg gehen kann, erreicht er auf Dauer nicht besonders viel und verliert trotzdem viel Energie. Er findet es eigentlich auch nicht toll, dass der Familienfrieden oft schief hängt. Er muss also lernen, Frustrationen sinnvoll zu bewältigen und vielleicht auch erfahren, dass Unbequemes am schnellsten wieder vergessen ist, wenn er es direkt erledigt. Wenn sich Regeln in der Kommunikation und im Alltag nicht einspielen, sind letztendlich alle enttäuscht und die Konflikte in der Familie häufen sich.

ADS-Kinder sind anstrengender als andere Kinder ohne dieses Handicap. Sie brauchen viel Unterstützung und strapazieren die Nerven der Eltern stark. Auf diese Tatsache sollten Sie sich am besten sofort einstellen. Machen Sie sich keine Illusionen, es wird nichts einfach von selbst laufen. Trotz allem – auch mit ADS kann Ihr Kind lernen, Regeln einzuhalten, unbequeme Dinge zu erledigen, sich besser auf andere einzustellen, wie auch mit sich und seinen Anforderungen klar zu kommen.

ADS-Kinder sind unselbstständiger als andere Kinder und haben leider wenig Einsicht.

Im Unterschied zu anderen Kindern ohne das Handicap ADS sind hierzu viele Trainingseinheiten und eine längere Begleitung nötig. ADS-Kinder sind unselbstständiger als andere Kinder und haben leider wenig Einsicht. Sie werden nicht über Argumente und Diskussionen Ihr Verhalten besser auf die Situationen einstellen können, sondern nur durch konkretes Handeln. Dabei sind natürlich klare Instruktionen, Regeln und Rituale als Leitlinien sehr hilfreich.

Die Mutter von Lara kommentiert dies so:

Seit ich über das ADS meiner Tochter Bescheid weiß, habe ich endlich Erklärungen für die vielen Schwierigkeiten zu Hause gefunden. Es war zunächst eine große Erleichterung das „Warum“ zu kennen. Ich habe dann auch nicht mehr jedes Mal ihre Wutausbrüche persönlich genommen. Aber es war auch nach der Diagnose eine sehr große Umstellung in unserer Einstellung zur Er-ziehung nötig. Ich habe mir früher immer gewünscht, Partner meiner Kinder zu sein und mit ihnen alles besprechen zu können. Genau das war im Umgang mit meiner Tochter nicht möglich.

Wir hatten Streit ohne Ende. Von einem harmonischen Verhältnis miteinander keine Spur. Jetzt haben wir mittlerweile wieder eine sehr gute Beziehung. Aber ohne Disziplin und Konsequenz, die auch ich als Mutter aufbringen muss, geht es nicht. Ich musste das erst lernen.
Es ist mir anfangs überhaupt nicht leicht gefallen, trotzdem hat es sich gelohnt. Unser Alltag und Familienleben haben sich merklich entspannt, und wir erleben auch wieder schöne Zeiten miteinander."

Aber ohne Disziplin und Konsequenz, die auch ich als Mutter aufbringen muss, geht es nicht.

Einige „goldene Prinzipien" in der Erziehung eines ADS-Kindes

Die Erziehung eines ADS-Kindes ist ohne Frage eine große Herausforderung und dies täglich aufs Neue. Vielleicht können auch Ihnen einige „goldene Prinzipien" bei dieser Aufgabe hilfreich zur Seite stehen:

Grundsätzlich hat sich folgendes bewährt:

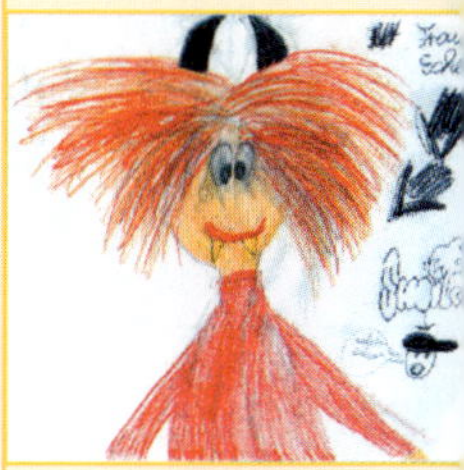

1. Bleiben Sie ruhig, haben Sie Geduld.
2. Seien Sie liebevoll, gerecht, aber unbedingt konsequent.
3. Tragen Sie den Managerhut und handeln Sie vorausschauend.
4. Nehmen Sie Schimpfwörter bei Wutausbrüchen nicht persönlich, und sind Sie nicht nachtragend.

Im direkten Kontakt mit Ihrem ADS-Kind kann folgendes hilfreich sein:

1. Machen Sie sich zum Motto:
   weniger reden - mehr handeln.
2. Vermeiden Sie Diskussionen, „Predigten“ und abwertende Kommentare.
3. Geben Sie klare Instruktionen und eine unmittelbare Rückmeldung.
4. Nutzen Sie Regeln und Rituale als Orientierungshilfen.
5. Üben Sie Blickkontakt nach dem Motto:
   Schau mir in die Augen.
6. Beachten Sie Positives mehr als Negatives.
7. Sehen Sie über Kleinigkeiten hinweg.
8. Belohnen Sie Anstrengungsbereitschaft.

Wie Sie diese „goldenen Prinzipien“ in Ihren Familienalltag integrieren können, erfahren Sie auf den nächsten Seiten an konkreten Beispielen, die wir zusammen mit betroffenen Eltern im ADS-Elterntraining erarbeitet haben.

Management in der Familie gefragt? – Strategien für den Tagesablauf

Warum brauchen wir überhaupt ein Management in der ADS-Familie?

Es gibt eine Menge Gründe, warum der Alltag mit ADS-Kindern so anstrengend ist, und warum Sie als Eltern eine schwierige Aufgabe haben: Erziehungstechniken, die bei „Nicht-ADS-Kindern“ erfolgreich sind, funktionieren leider oft nicht so gut bei einem ADS-Kind.

Damit Erziehungsmethoden nachhaltig positive Veränderungen bewirken, muss ein Kind zuhören, im Voraus planen und sich erinnern können, „Denken vor dem Handeln“ beherrschen, sowie durch einfache Belohnungen gut zu motivieren sein. Aber das ist genau das Problem von ADS-Kinder: sie können nicht gut zuhören, bekommen vieles nicht mit, sind vergesslich und zerstreut und handeln
überwiegend im Moment - also spontan und impulsiv.

Sie lassen sich durch ihre Stimmungen leiten, sind extrem motivationsgesteuert und wägen Reaktionen nicht ab. Sie erinnern sich nicht mehr an gestern und denken auch nicht an morgen. Sie gehen oft „mit dem Kopf durch die Wand“, explodieren bei Kleinigkeiten...

Wenn sie begeistert sind, hat man Glück, und alles klappt gut. Ist aber etwas nicht besonders spannend und interessant, dann geht oft nichts.

In der Regel werden Sie schon direkt nach dem Aufstehen bis in den späten Abend gefordert. Besonders Mütter sind gleichzeitig Familienmanagerin, Privatlehrerin und Trösterin, weil vieles nicht gut klappt. Mit diesen verschiedenen Rollen stoßen Eltern schnell an ihre Grenzen. Dies besonders dann, wenn ihnen die Schuld für die Verhaltensauffälligkeiten von ihren ADS-Kindern gegeben wird. Hier hilft nur eins: gut über ADS Bescheid wissen und sich im Alltag auf die Besonderheiten Ihres Kindes einstellen.

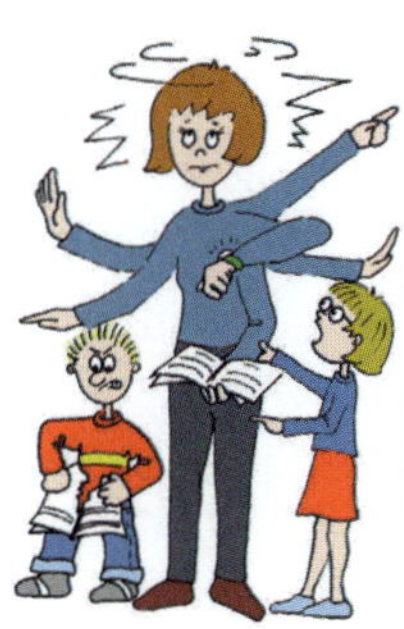

Vielen Müttern geht es zunächst so:
Sie wissen nicht mehr, wo ihnen der Kopf steht.

Notizen und Sorgen von Eltern zum Thema Erziehung:

- ✓ keine Einsicht, Regeln müssen mehr als 100mal wiederholt werden
- ✓ tobt sofort, hört nicht zu und schaltet Ohren auf Durchzug
- ✓ kann sich nicht benehmen - für uns ist das Verhalten oft peinlich
- ✓ immer nur der Kommentar: „Ist mir doch egal!"
- ✓ kann nicht grüßen, sich nicht bedanken und sucht keinen Blickkontakt im Gespräch
- ✓ diskutiert um alles und jedes
- ✓ quatscht einem die Ohren ab
- ✓ wir werden als Eltern von morgens bis abends beschimpft - den ganzen Tag Gemeckere
- ✓ häufig Ehekrisen wegen Erziehungsfragen - Familienfrieden hängt schief
- ✓ immer nur Streit mit der Schwester - wir müssen immer Schiedsrichter spielen
- ✓ wirkt egozentrisch, nimmt wenig Rücksicht auf andere, ist aber selbst sehr empfindlich
- ✓ alles muss sofort sein, kann nicht abwarten und nervt
- ✓ Realitäten und Regeln werden umdefiniert
- ✓ verbreitet nur Chaos, kann nicht aufräumen oder sich organisieren
- ✓ übernimmt keine Verantwortung
- ✓ kann sich nicht alleine beschäftigen, braucht immer „Animation“, – ich kann nichts in Ruhe machen
- ✓ ich kann nicht telefonieren oder mit anderen reden – sie/er möchte ständig im Mittelpunkt stehen
- ✓ ist von morgens bis abends anstrengend - es läuft nichts von selbst
- ✓ am schlimmsten sind die Ausraster und Wutausbrüche
- ✓ wir bekommen ständig Vorwürfe, scheinen für alles die Schuld zu haben
- ✓ ständiger Kampf mit den Lerkräften, die wenig Verständnis haben
- ✓ große Zukunftssorgen – wie wird sie/er im Leben zurechtkommen?

Listen Sie für sich einfach alles einmal auf, was Ihnen bei dem Thema „Erziehung“ Sorgen macht. Setzen Sie Ihre Prioritäten und probieren Sie einige von uns beschriebene Tipps aus, dann können Sie sicherlich einige Punkte mit einem dicken roten Strich durchstreichen.

Hier ist Platz für Ihre Notizen und Sorgen:

MEINE NOTIZEN:

....

....

....

....

....

....

....

....

....

....

....

....

....

....

....

Machen Sie ein Brainstorming und notieren Sie sich auch, was in Ihrem Alltag und Ihrer Familie schon besser klappt. Sie werden dann für sich herausfinden, mit welchen Hilfen Sie am besten zurechtkommen.

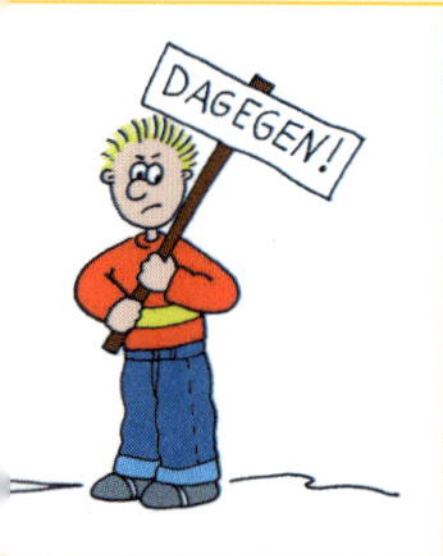

Die Erziehung eines ADS-Kindes ist ein täglicher Balanceakt, weil bei unbequemen Anforderungen meist ein nervendes **„Nein"** oder „Gleich" kommt, durch Einsicht und Diskussionen nicht dazugelernt wird und viele Kinder nur ein „Entweder - Oder" kennen. Zudem finden ADS-Kinder schnell alles ungerecht und explodieren.

In vielen Familien passiert oft so etwas:

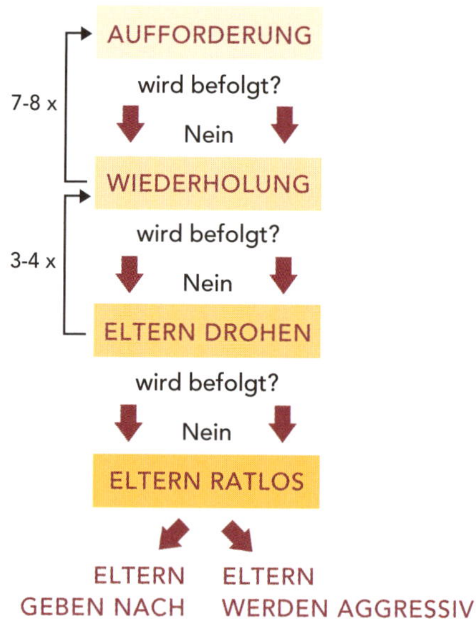

Aufforderungen, die keinen Spaß versprechen, werden nicht befolgt. Die Ohren sind auf „Durchzug“ geschaltet oder es kommt ein „Gleich“ oder „Warum immer ich?“ Spätestens nach der dritten Aufforderung werden die meisten Eltern ungeduldiger und lauter. Aber auch das wird von Ihrem ADS-Kind häufig nicht registriert. Es folgen Drohungen „wenn du jetzt nicht sofort kommst, dann...“. Sie lassen sich vielleicht auch dazu hinreißen, Bestrafung auszusprechen, die Sie nicht konsequent durchsetzen können. Wenn dann die Aufforderung immer noch nicht befolgt wird, können Eltern selber ungehalten und aggressiv werden, oder sie geben nach und machen es letztendlich selbst.

Die Folge daraus: Ihr Kind lernt, wenn es nur lange genug stur bleibt, dann braucht es eine unbequeme Sache nicht erledigen! Und genau dieses Ergebnis wollen Sie eigentlich nicht. Lassen Sie sich deshalb erst gar nicht auf einen solchen Teufelskreis ein. Überlegen Sie möglichst bei jeder Aufforderung vorher, ob diese jetzt im Moment wichtig ist, und ob Sie auch die Geduld/ Möglichkeit haben, auf die Durchführung zu bestehen und sie konsequent zu begleiten. Wenn das nicht der Fall ist oder Sie vielleicht im Zeitdruck sind, fordern Sie keine Eskalation heraus.

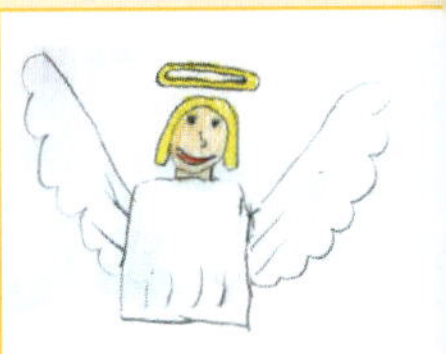

Haben Sie Geduld und üben Sie immer wiederkehrende Aufgaben und Regeln ein, am besten über einen Punkteplan. Es wird nicht sofort alles klappen, und Sie werden auch manchmal Abstriche von Ihren **Wunschvorstellungen** machen müssen, aber auch Ihr ADS-Kinder kann lernen, unbequeme Dinge zu meistern.

Ein weiterer Aspekt

Verabschieden Sie sich von dem Klischee einer Vorzeigefamilie mit einem netten, immer harmonischen Miteinander, wie Sie es vielleicht in den Reklamespots des Fernsehens oder in der Regenbogenpresse vorgegaukelt bekommen. Wer würde nicht gerne wie die „Super-Familie“ aus dem Fernsehspot bei Sonne am Frühstückstisch im Garten sitzen, sich freuen, wenn beide Kinder zusammen freudestrahlend die Brötchen bringen, der Hund lustig bellt, alle zum Scherzen aufgelegt sind und nett miteinander reden?

Dieses Klischee wird wohl keine Familie in der Realität so erleben, sicherlich aber keine Familie mit einem ADS-Kind. Es gibt immer Überraschungen, impulsive Reaktionen und unüberlegte Handlungen. Vergleichen Sie sich nicht ständig mit anderen Familien, in denen scheinbar alles wie am Schnürchen klappt. Bei Ihnen wird vieles nicht von selbst laufen, sondern muss länger trainiert werden, wie: Regeln einhalten, zum Essen kommen, im Haushalt mithelfen, freundlich miteinander kommunizieren und vieles mehr. Setzen Sie Ihre eigenen Prioritäten und freuen sich über
die Dinge, die schon gut funktionieren. Lernen Sie über manches Unwichtige auch einmal hinwegzusehen.

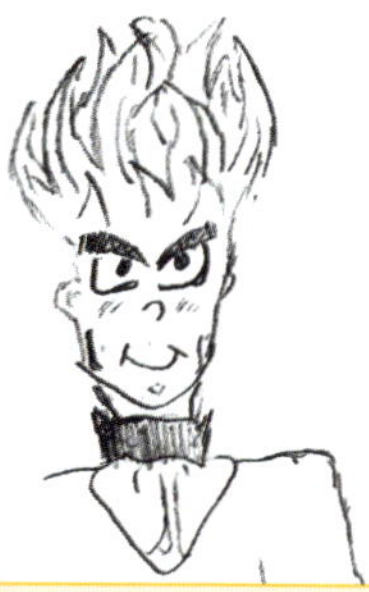

Lars wollte eines Tages besonders cool aussehen und hat sich die Haare grün gefärbt. Da seine Eltern keinen großen Aufstand gemacht haben, war Haar-Färben irgendwann nicht mehr wichtig und sowieso mit Arbeit verbunden.
Lars hat sich seine Haare anschließend ganz kurz schneiden lassen.

ADS-Kinder sind in vielem spontan und auch experimentierfreudig. Lassen Sie Ihr Kind seine Eigenarten in einem tolerierbaren Rahmen ausprobieren und provozieren Sie nicht wegen allem eine Auseinandersetzung.

Geben Sie aber wichtige Orientierungshilfen.

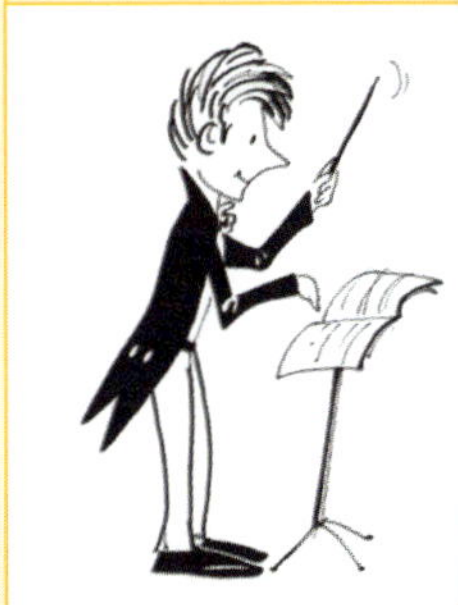

Erinnern Sie sich an die Überlegungen zur Info-Verarbeitung bei ADS und daran, warum ADS-typische Probleme entstehen? Sie als Eltern unterstützen die **Dirigentenfunktion**, geben Leitlinien und planen vieles im Voraus, damit manches Chaos und Desaster verhindert wird.

Rituale und Regeln sind hilfreich

Regeln und Alltagsbewältigung lernen sich über Rituale und positive Verstärker. Predigten und lange Diskussionen über das Zähneputzen, Aufräumen oder die Notwendigkeit von Hausaufgaben können Sie sich sparen. Sie wissen, dass ADS-Kinder eine Aufmerksamkeitsstörung haben und bei diesen Dingen sowieso die Ohren auf Durchzug schalten. Außerdem diskutieren sie alles endlos, fangen aber Unliebsames trotzdem nicht an.

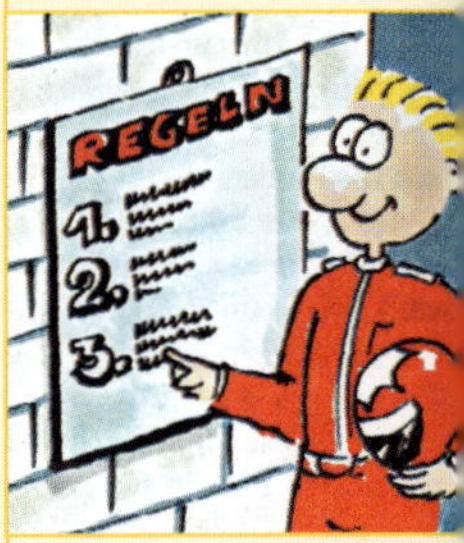

Struktur und Routine für Ihren Tagesablauf machen es einfacher. ADS-Kinder lieben feste Rhythmen und Rituale. Wenn diese unterbrochen werden – z. B. in den Ferien – werden Sie immer wieder feststellen, wie schwer es ist, in den ersten Tagen wieder in den „Schulrhythmus“ zu kommen.

Morgens trödelt Max wie die meisten ADS-Kinder endlos, so dass er mehr als 20 Aufforderungen benötigt, sich endlich anzuziehen, sich zu waschen und die Zähne zu putzen. Wenn seine Mutter nicht neben ihm steht, fällt ihm immer etwas anderes ein, was er lieber macht. Er ist so chaotisch, dass er seinen zweiten Socken nicht findet oder beim Suchen eines T-Shirts im Schrank den ganzen Stapel herausreißt und so liegen lässt.

Planen sie im Voraus.

Schimpfen hilft hier nicht! Stattdessen planen Sie den Ablauf schon am Vorabend. Trainieren Sie mit Ihrem Kind, die Sachen zum Anziehen in der richtigen Reihenfolge hinzulegen, dreckige Wäsche nicht einfach fallen zu lassen, sondern in den Wäschekorb zu werfen. Es reduziert das Chaos im Kinderzimmer und erspart schwierige morgendliche Entscheidungsprozesse, z.B. was Max anzieht. So selbstverständlich uns vieles erscheint, Max und andere ADS-Kinder müssen diese alltäglichen Anforderungen üben.

Auch ein ADS-Kind kann das Management morgens so gut automatisieren, dass der Tag nicht mit Stress und Zeitdruck anfängt.

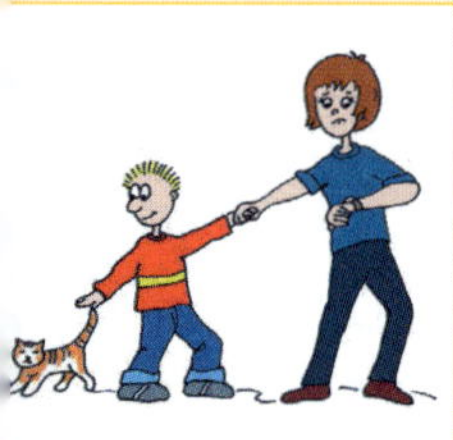

Dieses **Bild** wird dann der Vergangenheit angehören:

Ninas Mutter kommentiert dies jetzt so:

„Der Punkteplan morgens hat uns viel Erleichterung gebracht. Nina kann sich jetzt ein Glück selbstständig anziehen und passt auf ihre Sachen auf. Ich bin zumindest morgens nicht mehr ihr „Butler". Das Gemeckere und die ständigen Aufforderungen, sich endlich anzuziehen, können wir uns mittlerweile sparen. Meistens schafft sie die Zeit, die ich ihr mit dem Küchenwecker vorgebe, und sie sammelt sich gleich 2 Punkte auf ihrem Belohnungskonto. Seit der Tag für alle nicht mehr so schrecklich beginnt, starten wir mit viel positiver Energie und fühlen uns wohler."

Es werden Ihnen jetzt viele andere Situationen einfallen, in denen Sie die Strategie der Vorausplanung umsetzen können. Stellen Sie für alles, was routinemäßig und ohne ständige Diskussionen laufen soll, klare Regeln auf – am besten schriftlich. Sie werden nicht alles in Ihrem Familienalltag optimieren können. Setzen Sie Prioritäten, und sprechen Sie diese mit Ihrem Partner ab. Dann können Sie gemeinsam an einem Strang ziehen, Regeln durchsetzen und alltägliche Abläufe vereinfachen. Sie haben dann mehr Zeit und Lust, auch schöne Stunden miteinander zu erleben, zusammen zu spielen oder etwas zu unternehmen.

Formulieren Sie Ihre Vorstellungen und Regeln klar und deutlich. Sie müssen gerade für unliebsame Dinge zunächst die Aufmerksamkeit Ihres ADS-Kindes erlangen.

Reden Sie Ihr Kind mit seinem Namen an, und schauen Sie ihm in die Augen. Sprechen Sie klar, direkt und in kurzen Sätzen ohne lange Erklärungen, sonst driftet es mit seiner Aufmerksamkeit sofort weg und bekommt das Wichtige nicht vollständig mit. Sie können nicht direkt genug sein.

Halten Sie Abmachungen oder Regeln für alle Beteiligten sichtbar auf Papier fest!

Im Teenageralter besprechen Sie mit Ihrem Kind Ihre Vorgaben. Es hat sich bewährt, die Vereinbarungen dann anschließend klar und möglichst schriftlich festzuhalten, sonst werden diese wieder vergessen, diskutiert oder umgedeutet.

Dies könnte so aussehen: Die Eltern haben mit Sebastian folgenden Vertrag geschlossen:

UNSER VERTRAG

ICH, SEBASTIAN, STIMME ZU, DASS ICH MONTAGS, MITTWOCHS UND FREITAGS DEN MÜLL RAUS BRINGE. AUSSERDEM TRAGE ICH FREITAGS DAS ALTPAPIER ZUM CONTAINER - OHNE ZU JAMMERN ODER ZU MECKERN. JEDEN TAG AN DEM ICH DIES TUE, ERHALTE ICH EINEN PUNKT. WENN ICH 15 PUNKTE HABE, DARF ICH MIT FREUNDEN EINE PIZZA ESSEN GEHEN.

Wiesbaden, den......

Unterschrift Sebastian:

Unterschrift Vater:

Unterschrift Mutter:

Im Umgang mit Jugendlichen sind schriftliche Formulierungen auch für Rückmeldungen und Kommentare hilfreich. So vermeiden Sie gerade in Stresssituationen Eskalationen und emotionale Überreaktionen.

Die Mutter von Kathrin schreibt z. B.:

> Liebe Kathrin,
> ich war sehr ärgerlich, als ich gesehen habe, dass du dich nicht an unsere Vereinbarungen gehalten hast, die Spülmaschine bis 19:00 auszuräumen. Ich möchte morgen um 16:00 ein kurzes Gespräch mit dir führen.
>
> Deine Mutter

Wenn Sie mit etwas zufrieden sind, können Sie auch schriftlich loben, wie der Vater von Christian:

> Lieber Christian,
> kannst du dir vorstellen, wie riesig ich mich gefreut habe, als ich nach Hause kam, und du hattest den Rasen schon gemäht. Ich bin sehr stolz auf dich.
>
> Danke, herzlichst
> Dein Pa

Stellen Sie feste Regeln auf und benutzen Sie zur Motivation Punktepläne.

Im Umgang mit Jugendlichen sind schriftliche Formulierungen auch für Rückmeldungen und Kommentare hilfreich.

Vorlagen für Punktepläne können Sie von unserer Homepage www.opti-mind.de als pdf ausdrucken.

Der Punkteplan

Hier ein Beispiel:

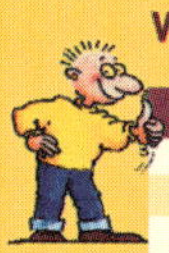

WOCHEN-PUNKTEPLAN von: ____________ bis: ____________

Zu erledigen	Bis	Max. Punkte	Montag	Dienstag	Mittwoch	Donnerstag	Freitag
Erscheinen im Bad	7:00 Uhr	2					
Waschen, Kämmen	sofort	2					
Korrekt anziehen	sofort	2					
Am Frühstückstisch	7:20 Uhr	1					
Keinen Streit		2					
Mittags: Jacke etc. aufhängen	sofort	1					
Abends aufräumen		1					
Ins Bett gehen	20:00 Uhr	2					
Zusatzpunkt							
Punkte gesamt pro Tag							
Punkte gesamt pro Woche							

Unser Vertrag:
Punkte =

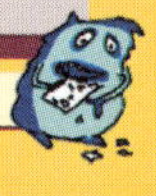

Opti Mind Institut

Auf dem Punkteplan werden mehrere Dinge aufgelistet, die trainiert werden müssen, z. B. sich morgens zügig anziehen, Hausaufgaben anfangen und Ranzen packen. Am Anfang sollten Sie nicht zu viele Dinge auf einmal in den Punkteplan aufnehmen.

Kleine Kinder erhalten die vereinbarte Belohnung zeitnah schon abends. Bei älteren hat sich bewährt, sie Belohnungspunkte sammeln zu lassen, damit sie sich einen größeren Wunsch wie eine extra Fernsehsendung, einen Kinobesuch oder Computerzeit verdienen können. Das übt gleichzeitig Abwarten und Vorausplanung.

Manche Eltern fangen zunächst mit unserem „Miniplan“ an:

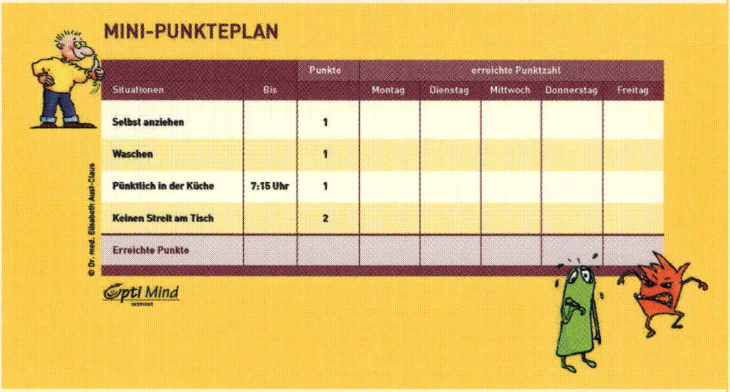

MINI-PUNKTEPLAN

Situationen	Bis	Punkte	erreichte Punktzahl Montag	Dienstag	Mittwoch	Donnerstag	Freitag
Selbst anziehen		1					
Waschen		1					
Pünktlich in der Küche	7:15 Uhr	1					
Keinen Streit am Tisch		2					
Erreichte Punkte							

Opti Mind

Vorlagen für Punktepläne können Sie von unserer Homepage www.opti-mind.de als pdf ausdrucken.

Gehen Sie Schritt für Schritt vor. Schauen Sie sich zuerst Ihre eigene Sorgenliste an und suchen sich ein oder zwei Situationen heraus, die Sie am dringendsten geändert haben möchten. Formulieren Sie Ihr gewünschtes Ziel klar und präzise.

Ein Beispiel:
Die Eltern von Kai möchten, dass es morgens weniger Streit gibt, er sich selbstständig und zügig anzieht und am Frühstückstisch nicht mit seiner Schwester streitet.

Sie können zur Belohnung Punkte eintragen, bei kleineren Kindern auch Sticker einkleben oder Smilies malen.
Diesen Punkteplan hängen Sie an einem gut sichtbaren Platz auf, z. B. an die Küchen- oder Kühlschranktür. Tragen Sie sofort jeden Belohnungspunkt ein, ansonsten vergessen Sie es und werden wieder Diskussionen haben. Vermeiden Sie auch hier grundsätzlich Auseinandersetzungen, sondern verweisen auf ihre festen Vereinbarungen.

Beziehen Sie die Geschwisterkinder mit einem ähnlichen Plan ein, auch wenn kein ADS vorliegt. Vermeiden Sie aber, die gleichen Aufgaben aufzulisten. Wenn die Schwester von Max schon viel selbstständiger ist, wird sie ohne große Mühe ihre Belohnung erhalten. Dies findet Max natürlich wieder ungerecht. Suchen Sie für die Schwester Dinge, die sie vielleicht besonders trainieren muss, und die für sie anstrengend sind.

Beziehen Sie die Geschwisterkinder mit einem ähnlichen Plan ein, auch wenn kein ADS vorliegt.

Welchen Wert welche Punkte haben und wann sie eingelöst werden können, müssen Sie vorher klar festlegen.

Bei Kai bedeuten 5 erreichte Punkte an einem Tag, dass er abends um 19 Uhr seine Lieblingssendung im Fernsehen schauen darf. Er kann die Punkte ansammeln und erreicht bei 30 Punkten die Erlaubnis, am Wochenende bei einem Freund zu übernachten.

Welche Anreize Ihr Kind dazu bringen, Punkte zu sammeln und das „Spiel“ zu gewinnen, wissen Sie selbst am besten.

Sobald die gewünschte Verhaltensweise durch diese Unterstützung mit einem Motivationsplan „selbstverständlich" geworden ist, nehmen Sie das nächste Problem in Angriff.

Wir sind immer wieder in dem ADS-Elterntraining begeistert, wie kreativ und mit welchen tollen Ideen Eltern individuelle Punktepläne für ihre Kinder entwerfen.

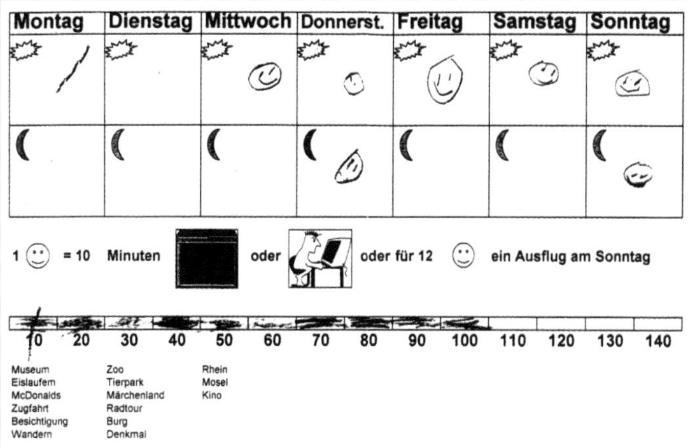

Fabian durfte seine Smilies selbst malen. Es gab ein Zeitkonto für PC oder Fernsehen: 1 Smilie = 10 min. Sammelt er Smilies, bedeuten 12 Smilies einen Ausflug am Wochenende.
Da Jasmin noch nicht lesen kann, hat die Mutter ihr die einzelnen Aufgaben aufgezeichnet.

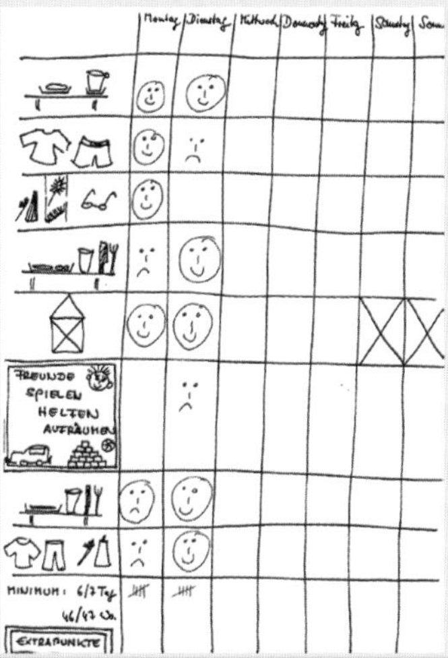

[Wenn Sie noch mehr Informationen über Punkteplänen haben möchten, können Sie diese in unserem Buch „Auch das Lernen kann man lernen" (ObersteBrink) nachlesen.]

Versuchen Sie, einen individuellen Punkteplan zu entwerfen.

Als Anreize haben sich nicht nur Kinokarten, Gutscheine für Pizza-Essen oder Ausflüge bewährt, sondern in vielen Familien klappt der Plan besonders gut, wenn Sie als Belohnung ein Zeitkonto für Computerspielen und Fernsehen einrichten. Dies bedeutet gleichzeitig, dass Sie feste Regeln und Zeiten für die Benutzung dieser Medien installiert haben. Wenn Sie Ihrem Kind alles erlauben, wird ein Belohnungssystem natürlich nicht funktionieren.

Als Anreiz und Belohnung bewährt sich ein Zeitkonto für Computerspiele und Fernsehen einzurichten.

Gibt es bei Ihnen auch ständig Diskussionen um die Themen Fernsehen und Computerspiele?

Es sind „Lustprogramme“, die alle Kinder lieben, aber ADS-Kinder ganz besonders. Sie können stundenlang fasziniert vor dem Fernseher sitzen oder am Computer spielen, ohne zu ermüden. Sie lieben dieser Art von Animationen und Stimulation. Es gibt aber meistens dann Krach, wenn das Fernsehen oder der PC ausgemacht werden sollen.

Um ein „Lustprogramm“ beenden zu können, braucht man eine gute Impulssteuerung und Weitblick in der Handlungsplanung. ADS-Kinder haben hier ein Defizit. Erwarten Sie nicht, dass Ihr ADS-Kind verantwortlich und selbstständig damit umgehen kann. Lernen Sie hier nicht nur feste Vereinbarungen zu treffen, sondern diese auch zu kontrollieren und durchzusetzen – hier sind deshalb zunächst Vorausschau und Planung von Ihnen gefragt.

Es ist ungünstig, wenn Fernseher oder Computer im Kinderzimmer zur freien Verfügung stehen. Sie haben dann geringe Chancen Fernsehzeiten zu beeinflussen. Darüber hinaus müssen Sie sich Gedanken machen und festlegen, welche Sendungen angeschaut werden dürfen, welche Computer- und Actionspiele überhaupt angeschafft werden, und was ihr Kind nutzen darf. Das erspart viel Ärger.

Actionspiele und Fernsehen sind zwar nicht die Ursache für die ADS-Problematik. Bei Dauerberieselung und stundenlanger PC-Session kann sich die ADS-Symptomatik aber leider verstärken. Sie erkennen es dann an der Gereiztheit Ihres Kindes nach Beendigung eines PC-Spiels oder daran, dass Ihr Kind an nichts anderem mehr Interesse findet, nicht mehr zum Sport geht oder keine Verabredungen mehr mit Freunden trifft.

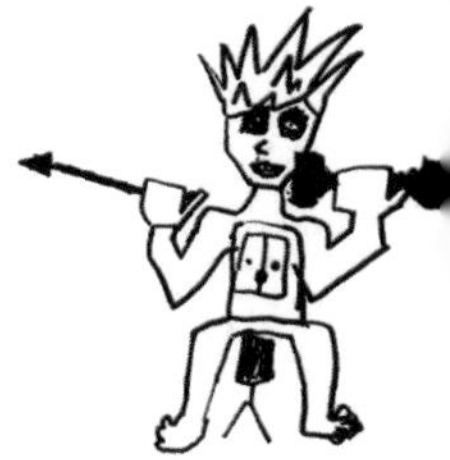

ADS-Kinder haben eine sehr rege Fantasie und können sich schnell in die Rolle eines Helden hineinsteigern. Wenn sie dann Realität von Filmwelt nicht mehr unterscheiden können, und sie **Kampfszenen** aus den PC-Rollenspielen ständig ausprobieren, kann dies zu Problemen auf dem Schulhof oder im Sozialverhalten führen.

Auch Wissenschaftler beschäftigen sich mit der Frage: Machen Computerspiele und Fernsehen aggressiv?

Hier einige Aspekte aus diesen Untersuchungen:

✓ Loovas (1961) beobachtete das Verhalten nach Darbietung eines Zeichentrickfilms mit aggressivem Inhalt gegenüber nicht- aggressivem Inhalt und fand - wie erwartet - signifikant vermehrt aggressives Verhalten der Kinder nach Darbietung des aggressiven Films.

✓ Schutte et al. (1988) beobachteten 5- bis 7-jährige Kinder für jeweils fünf Minuten beim freien Spiel, nachdem diese zuvor ein Videospiel mit aggressivem bzw. nicht-aggressivem Handlungsrahmen gespielt hatten. Die Autoren fanden ihre Hypothesen zu dem Thema „Konditionieren des Verhaltens und Modellernen“ bestätigt, weil das Verhalten im freien Spiel den im Videospiel gezeigten Verhaltensweisen ähnelte. Das aggressive Verhalten trat häufiger auf nach der Beschäftigung mit Videospielen, die aggressive Inhalte enthielten.

✓ Insgesamt ist die Zeit, die Kinder mit Fernsehen, Internet oder PC-Spielen verbringen, in den letzten Jahren rasant gestiegen.

✓ Der durchschnittliche amerikanische Schüler hat nach Abschluss der Highschool (d. h. nach zwölf Schuljahren) 13.000 Stunden in der Schule verbracht - und 25.000 Stunden vor dem Fernsehapparat! Hier sah er nach Schätzungen insgesamt ca. 32.000 Morde und 40.000 versuchte Morde (Barry 1997).

✓ In Langzeitstudien konnte der Einfluss von Fernsehen als Medium auf die Gewaltbereitschaft deutlich gemacht werden: in einer von drei Gemeinden in Kanada wurde 1973 das Fernsehen eingeführt, in den anderen beiden nicht. Innerhalb von zwei Jahren nahmen in der Gemeinde mit Fernsehen die Gewaltdelikte in der Bevölkerung um 160% zu, während das Gewaltniveau in den beiden anderen Gemeinden gleich blieb (Williams 1986).

Die sehr ausgeprägte Fantasie führt nicht nur dazu, dass man in einer Actionrolle auflebt, sondern sie kann auch vermehrt Ängste hervorrufen. ADS-Kinder träumen nachts oft sehr intensiv, erleben im Traum Szenen nach oder können nach einem aufregenden Film noch schlechter einschlafen.

Welche Sendung und wie lange geschaut werden darf, sollten Sie klar festlegen. Denken Sie an eine „visuelle Diät“ und machen einen Plan für die Benutzung von Fernsehen und Computer. Verhindern Sie, dass sich Ihr Kind durch die Programme „zappt“, und informieren Sie sich möglichst, welche PC-Spiele geladen sind, welche von einem Freund ausgeliehen werden und auf welchen Web-Seiten Ihr Kind surft.

Die Nutzung von neuen Medien soll natürlich nicht verteufelt werden. So kann der Einsatz von Computerprogrammen in der Kompensation von Lernschwierigkeiten wie einer Rechtschreib-Störung oder bei der Internet-Recherche von Informationen zu einem Schulreferat sehr hilfreich sein. Aber ADS-Kinder müssen lernen mit Fernsehen, Video und PC sinnvoll umzugehen.

Denken Sie an eine „visuelle Diät“ und machen einen Plan für die Benutzung von Fernsehen und Computer.

Stopp und Start: wichtig in der Verhaltenssteuerung

ADS-Kinder haben auf Grund ihrer Aufmerksamkeitsstörung und mangelnden Impulssteuerung große Probleme, sich adäquat mit ihren Reaktionen auf Anforderungen und Situationen einzustellen. Sie wirken deshalb in ihrem Verhalten auffällig.

Etwas vereinfacht betrachtet, haben wir es mit zwei Phänomenen zu tun. ADS-Kinder haben Schwierigkeiten mit dem

1. **„START“** - sie finden den Anfang nicht
2. **„STOPP“** - sie können sich nur schwer bremsen

Beispiele für **START**-Schwierigkeiten:

✓ Aufstehen
✓ Anziehen
✓ Hausaufgaben
✓ Für Klassenarbeiten üben
✓ Zimmer aufräumen
✓ Aufträge erledigen

Taktik für besseres **START**-Verhalten:

✓ Natürliche Konsequenzen
✓ Weckertraining
✓ Großmutterregeln – „Erst die Arbeit, dann das Vergnügen“
✓ Feste Vereinbarungen und Regeln
✓ Punkte-Motivationsplan oder auch Privilegienentzug

Beispiele für mangelndes **STOPP**-Verhalten:

- ✓ Nörgelei
- ✓ Kämpfe
- ✓ Diskussionen
- ✓ Wutanfälle
- ✓ Eigene Wünsche sofort durchsetzen wollen und nicht abwarten können
- ✓ PC-Spiele wie vereinbart zu beenden oder den Fernsehen auszumachen

Taktik für besseres **STOPP**-Verhalten:

✓ Nicht diskutieren
ADS-Kinder sind Weltmeister im Diskutieren. Sie finden immer unzählige Argumente, irgendetwas nicht zu machen, etwas ungerecht zu finden etc. Während der endlosen **Auseinandersetzungen** haben sie dann oft vergessen, worum es eigentlich anfangs ging. Dies kostet eine Menge Energie, und die Aufgaben werden trotzdem nicht erledigt. Debattieren sie möglichst überhaupt keine nötigen Pflichten. Verweisen Sie stattdessen am besten auf Ihre gemeinsam unterschriebene Abmachung.

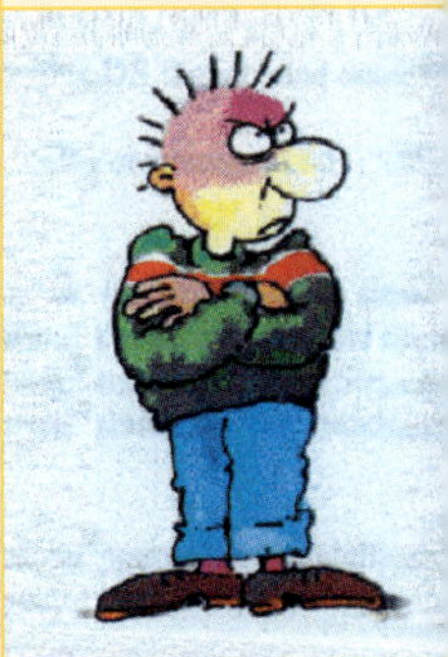

✓ Emotionen nicht eskalieren lassen
Lassen Sie sich nicht provozieren, behalten Sie die Nerven, und bleiben Sie möglichst ruhig. Vermeiden Sie unbedingt Schimpfwörter oder abwertende Kommentare. Auch unüberlegte Strafandrohungen verschärfen nur den Konflikt. Machen Sie keine Schuldzuweisung, wenn Sie die Situation nicht voll im Blick haben, wie in der Situation: „Wer hat mit dem Streit angefangen?“

Bleiben Sie neutral, und gehen Sie nur eine Auseinandersetzung ein, wenn diese wirklich wichtig ist, und Sie diese konsequent begleiten können. Ignorieren Sie Unwichtiges, und verstärken Sie positive Verhaltensweisen, z.B. wenn Ihr Kind bei Wut selbst das Zimmer verlässt und sich beruhigt.

✓ 1,2,3 - Regel
„Ich zähle jetzt bis drei, dann ist Schluss".

✓ falls nötig: Auszeit
Wenn der Streit voll im Gange ist, ist jedes Wort zu viel. Schicken Sie Ihr Kind aus dem Zimmer, wenn Sie merken, dass es zur Eskalation kommen wird - bevor es völlig ausrastet. Oder gehen Sie selbst aus dem Raum. Lernen Sie den Moment rechtzeitig zu erkennen. Vermeiden Sie dabei Blickkontakt und lange Erklärung, manchmal genügt ein Zeichen. Setzen Sie das Gespräch erst fort, wenn sich die Wogen wieder geglättet haben. Vermeiden Sie auf jeden Fall nach einer Auseinandersetzungen den Kommentar „Warum nicht gleich so! Geht doch, oder?" Damit gießen Sie nur Öl ins Feuer, und Ihr Kind ist sofort wieder geladen und wütend. Versuchen Sie möglichst neutral zu reagieren und das Verhalten nicht ausführlich zu kommentieren. Gehen Sie nach einem Streit möglichst zur Tagesordnung über. Aber stellen Sie klar, dass Sie der Chef sind und bestimmte Wörter bei sich zuhause nicht hören wollen.

Durch eine Auszeit beruhigen sich die meisten ADS-Kinder wieder relativ schnell. Sie beginnen etwa ein neues Spiel in ihrem Zimmer und nutzen in diesem Fall ihre Ablenkbarkeit. Der Ärger ist bei ihnen schnell wieder verraucht.

Unterstützung des Selbstbewusstseins – vergessen Sie nicht zu loben

Vermeiden sie solche Sprüche:

Du nervst!
Sitz' endlich still!
Du bist stinkend faul!
Du tickst doch nicht mehr ganz richtig!
Pass' jetzt endlich auf, sonst...

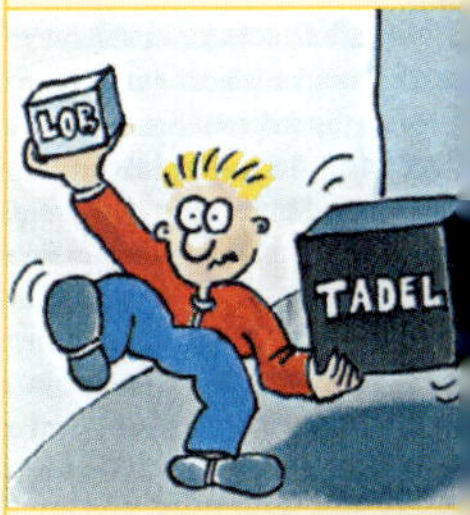

Registrieren Sie bei allen Schwierigkeiten auch, was schon klappt. Positive Kommentare tun gut und erhöhen die Motivation. Loben Sie auch kleine Erfolge. Eine aufmunternde Geste oder ein freundlicher Blick können vieles schon leichter machen.

Akzeptieren Sie die Eigenheiten Ihres ADS-Kindes.

Bekämpfen Sie nicht nur die negativen Seiten, sondern versuchen Sie, besser mit diesen unerwünschten **Verhaltensweisen** umzugehen. Sie sollten nicht an Kleinigkeiten herummeckern, denn viele ADS-Kinder haben wenig Selbst-vertrauen. Suchen Sie nach den Stärken Ihres Kindes und fördern sie diese.

✓ Was kann sie/er besonders gut?
✓ Womit kann sie/er auch einmal glänzen?

Suchen Sie nach den Stärken Ihres Kindes und fördern sie diese.

Vielleicht führen Sie einmal ein Positiv-Tagebuch wie hier die Mutter von Max

Datum	Was lief gut
10.10	Heute hat Max selbstständig nach dem Essen mit seinen Hausaufgaben angefangen
11.10	Max hat mit seiner Schwester 1 Std. Playmobil gespielt ohne Streit
12.10.	Er hat heute freiwillig sein Diktat geübt ohne Motzerei
13.10	hat daran gedacht vor morgen seine Sportsachen zu packen
14.10	Hat sich von selbst entschuldigt, als ihm wieder mal Schimpfwörter rausgerutscht sind. Er hat sogar einen lieben Brief geschrieben.

Positiv-Tagebuch zum selber ausfüllen:

....

....

....

....

....

....

....

....

....

....

....

Auch Ihr Kind kann aufschreiben oder malen, was es besonders gut kann und was schon klappt. Nach dem Motto: Tolles über mich!

Marvin schreibt **folgendes**:
Bitte verbessern Sie auf diesem Bogen die Rechtschreibungsfehler nicht. Freuen Sie sich einfach über den Inhalt.

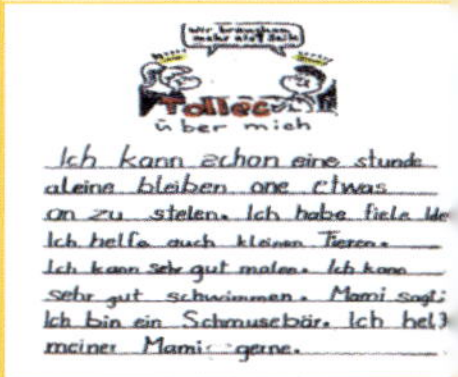

Solche **Szenen** wird es immer wieder einmal geben. Je öfters Sie vorbeugen und vorausschauend kritische Situationen entschärfen, planen und Routine üben, desto sicherer werden Sie die anstrengenden Zeiten in den Griff bekommen.

Sorgen Sie auch für stressfreie Zeiten und schöne Erlebnisse miteinander, damit Ihr Verhältnis zu Ihrem Kind nicht nur durch Konflikte belastet wird. Manchmal muss man den goldenen Mittelweg finden. Richten Sie vielleicht auch eine feste Zeit ein, in der Sie zusammen spielen, und Sie Ihre Aufmerksamkeit ganz Ihrem Kind schenken.

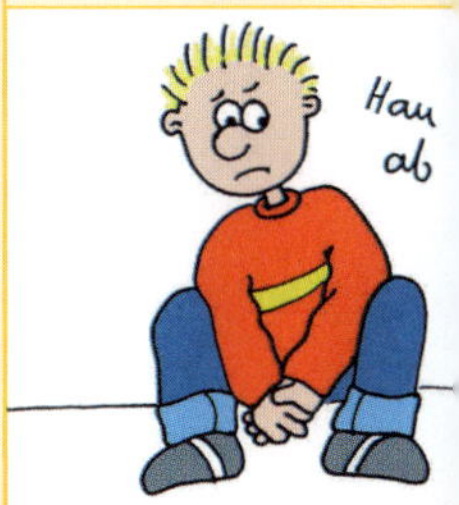

Hausaufgaben: Stressfaktor Nr.1? – Aussicht auf Besserung

Eine Liste von Notizen und Sorgen von Eltern zum Thema Hausaufgaben:

- ✓ Hausaufgaben bedeuten jeden Tag Kampf, Ärger und viel Geschrei
- ✓ macht nichts alleine - wann ist sie/er endlich selbstständig?
- ✓ Geschwisterkinder kommen zu kurz
- ✓ zusätzlich üben – unmöglich
- ✓ schreibt unordentlich, macht viele Fehler, lässt sich aber nicht verbessern
- ✓ den ganzen Nachmittag schiebt sie/er die Aufgaben vor sich her und trödelt
- ✓ weiß nie, was als Hausaufgaben zu machen ist
- ✓ oft der Kommentar „Haben wir nicht auf!" oder „Jetzt nicht!"
- ✓ hat anscheinend vieles im Unterricht nicht mitbekommen – braucht zusätzliche Erklärungen
- ✓ schaut die Aufgabenstellung gar nicht genau an, will nur schnell fertig werden
- ✓ hört nicht zu und nimmt keine Kritik an
- ✓ wenig Vorausschau, lernt nicht aus Fehlern, sagt schnell „mir doch egal“
- ✓ vor jedem Anfang endlose Diskussionen und Meckern
- ✓ soll ich etwa die ganze Schulzeit nachmittags Nachhilfe-Lehrerin sein?
- ✓ wieviel Selbstständigkeit kann ich fordern?
- ✓ macht alles nur auf den letzten Drücker, und ich muss immer alles kontrollieren
- ✓ ermüdet extrem schnell
- ✓ leider wenig Hilfen durch die Lehrerin
- ✓ ich verzweifele, aber mein Kind auch
- ✓ trotz großer Anstrengung Misserfolge bei schriftlichen Arbeiten

Listen Sie auch zu diesem Thema einfach alles auf, was Sie gerne verbessern möchten. Sie werden viele Punkte mit einem dicken roten Stift durchstreichen können, wenn Sie einige Dinge beachten und in Ihrem Alltag umsetzen. Hier ist Platz für Ihre Notizen und Sorgen.

MEINE NOTIZEN:

Die Themen Hausaufgaben und Lernen lassen den Stresspegel in ADS-Familien in der Regel in unbekannte Höhe schnellen.

Aus dem Buch „Das ADS-Buch“ (ObersteBrink)

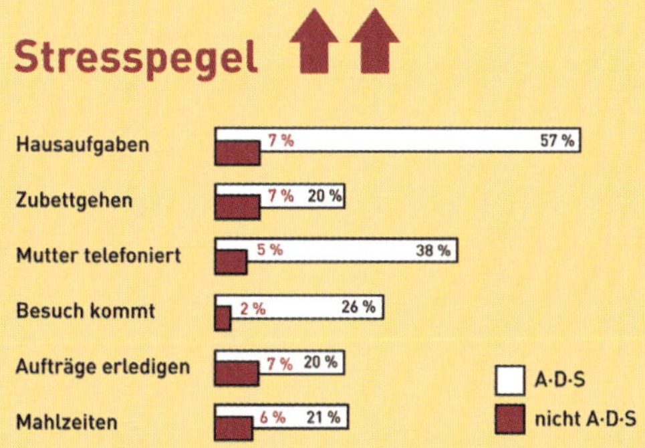

Kein Kind findet Hausaufgaben toll, aber die meisten ADS-Kinder hassen sie. Sie verdrängen oft diese unbequeme Aufgabe oder vergessen sie einfach.

Hausaufgaben und Arbeitsvorbereitung beginnen fast täglich mit viel Motzerei und Protest. ADS-Kinder schieben in der Regel alles vor sich her oder vergessen auch schon einmal, was sie eigentlich tun sollen. Vokabel-Lernen muss immer wieder neu eingefordert werden, meistens kommt der Satz „Brauche ich nicht!“ oder „Kann ich schon!“. Weil ADS-Kinder im Moment leben, denken sie auch nicht über die Konsequenzen nach.

Als Eltern wissen Sie aus eigener Erfahrung, dass das nicht lange gut gehen kann. Wenn Ihr Kind die Hausaufgaben nicht erledigt, wird der Unterrichtsstoff auch nicht wiederholt. Es kann sich in der nächsten Unterrichtsstunde nicht gut beteiligen, und die Klassenarbeiten sind nicht ausreichend vorbereitet. Bei einer Hausaufgabenüberprüfung fällt es negativ auf und riskiert eine miserable Note. Eine 5 oder 6 wieder auszugleichen ist anstrengend. Diese Einsicht haben ADS-Kinder nicht. Sie lernen auch nicht ausreichend aus negativen Erfahrungen.

Ohne Kontrolle und Hilfen klappt das Arbeitsmanagement bei ADS-Kindern meistens nicht. Erst wenn sich vieles automatisiert hat, werden auch ADS-Kinder selbstständiger. Bis sich die Abläufe für diese so unbequeme und lästige Tätigkeit eingespielt haben, braucht auch in diesem Fall Ihr ADS-Kind mehr Begleitung und mehr Training als andere Kinder.

Argumente und Erklärungen nützen dabei wenig, hilfreich sind Routine und Rituale.

Was braucht man, um Hausaufgaben effektiv erledigen zu können?

✓ ein gutes Management in der Organisation
✓ ein gutes Zeitmanagement
✓ Strategien beim Lernen

Ohne Kontrolle und Hilfen klappt das Arbeitsmanagement bei ADS-Kindern meistens nicht.

Chaos im Kopf?

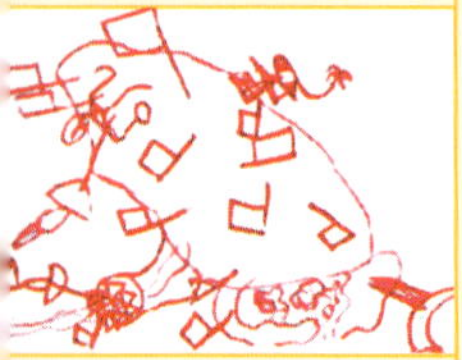

Erinnern Sie sich an das Kapitel „ADS und die andere Info-Verarbeitung“, in dem beschrieben wird, warum bei ADS-Kindern oft **Chaos** regiert, sie zerstreut und vergesslich sind und kein Zeitgefühl besitzen? ADS-Kinder haben eine neurobiologische Störung, die die Info-Verarbeitung und die gezielte Handlungsplanung erschweren. Die so genannten exekutiven Funktionen – ein anderer Ausdruck für den Dirigenten im Netzwerk Gehirn – sind nicht optimal eingestellt. Wenn Sie sich das Bild des Dirigenten vor Augen halten, dann können Sie ganz gut ableiten, warum gerade Organisation und Zeitmanagement verbessert werden müssen.

Um Hausaufgaben ökonomisch und ordentlich zu erledigen oder eine Klassenarbeit sinnvoll vorzubereiten, ist ein gutes Management nötig.

Organisation, Hausaufgabenheft und Wochenplaner müssen sein

Organisation verhindert Chaos

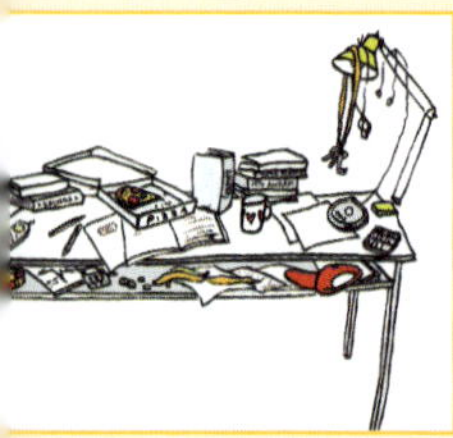

Wo sollen die Hausaufgaben eigentlich gemacht werden? Erinnern Sie sich noch an das Foto von Christian und dem **Chaos** auf seinem Schreibtisch?

Wie sieht der Arbeitsplatz Ihres Kindes aus? Liebt es vielleicht auch den Esstisch, weil dieser immer so schön leer ist? Sorgen Sie schon abends dafür, dass der Schreibtisch möglichst benutzerfreundlich" ist. Denn wenn man auch noch vor den Hausaufgaben aufräumen soll, lässt man beides gleich bleiben.

Es hat sich bewährt, diesen Aspekt mit in den Punktplan aufzunehmen. Folgende Prinzipien bieten sich zum Thema „Chaos und Unordnung" an:

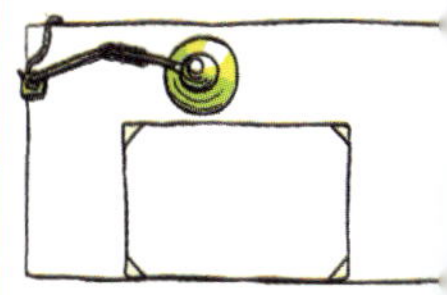

✓ Schreibtisch **leer** geräumt
✓ Arbeitsmaterialien vollständig
✓ Spiele, Comic-Hefte u.a. „Ablenkprogramme" möglichst in eine Kiste oder Schrank räumen, damit sie aus dem Blick sind

Auch sollte der PC mit seinen spannenden Spielen nicht gerade auf dem Schreibtisch positioniert sein – es sei denn, größere Kinder/Jugendliche benötigen ihn zur Arbeitsvorbereitung.

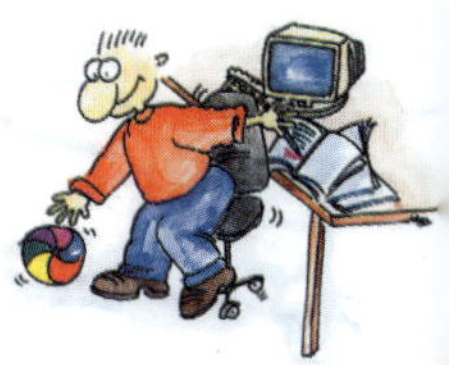

Bei ADS-Kindern ruft alles um sie herum nach Beachtung, und sie lassen sich gerne von allen möglichen Angeboten ablenken. Klar – es ist spannender, sich mit einem Comic-Heft zu amüsieren, als einen Deutschaufsatz zu formulieren. Sie müssen sich immer wieder vor Augen führen, dass ADS-Kinder sehr motivationsgesteuert sind, immer nach einem **Lustprogramm** suchen und wenig Überblick haben. Es fehlen das Zeitgefühl und die Vorausschau. So denken sie auch nicht daran, eine Arbeit, die erst in vier Tagen geschrieben wird, jetzt schon vorzubereiten oder vielleicht Vokabeln zu lernen etc.

Welche Ablenkungen verhindern bei Ihrem Kind den Start bei den Hausaufgaben? – Reduzieren Sie alle Dinge am Arbeitsplatz, die mehr Aufmerksamkeit bekommen als die

Arbeitshefte. Auf dem Schreibtisch liegen nur die Dinge, die für die Erledigung der nächsten Aufgaben wichtig sind. Wenn Ihr Kind die Hausaufgaben am Esstisch macht, schaffen Sie sich eine kleine Kiste an, in der alle Materialien wie Stifte, Lineal, benötigte Hefte etc. zu finden sind. Ansonsten wird es jede Gelegenheit nutzen, aufzuspringen, um nach einem Buntstift zu suchen. Auf dem Weg zum Kinderzimmer gibt es eine Menge Möglichkeiten zur Ablenkung.

Apropos Ordnung: Wie sieht der Schulranzen aus? Herrscht auch hier das Chaos? Dann nichts wie ran: Üben Sie mit Ihrem Kind zusammen jeden Tag nach den Hausaufgaben, die richtigen Hefte und Bücher in den Ranzen zu packen. Die Stifte im Schreibmäppchen sollten angespitzt sein und für den Füller eine Ersatzpatrone vorhanden sein. Es bewährt sich, Hefte und Bücher in farbige Umschläge einzubinden, dann kann sich Ihr Kind schneller orientieren.

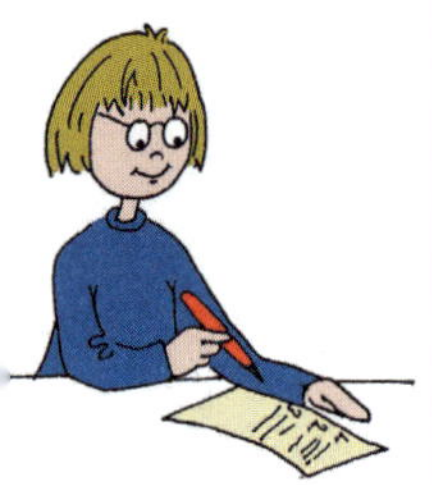

Notieren gegen Vergessen

Nicht nur der Anfang ist schwierig, sondern es ist oft nicht klar, was überhaupt gemacht werden soll. Max bekommt immer wieder Einträge, weil er Hausaufgaben nicht vollständig erledigt und auch manchmal vergessen hat.
Hier hilft nur eins: **Notieren gegen Vergessen**! Ohne **Hausaufgabenheft** geht es auf Dauer nicht. Je früher damit begonnen wird, umso besser – möglichst gleich nach der Einschulung in der ersten Klasse.
Ansonsten sind Hausaufgaben aus dem Sinn, Arbeitsmaterialien fehlen oder Sie müssen nachmittags herum telefonieren, um von Mitschülern die notwendigen Informationen zu bekommen.

Wenn die Lehrerin die Ansicht vertritt, dass Kinder dies selbstverantwortlich und alleine managen sollen oder sie sich die Hausaufgaben im Kopf merken sollen, betrifft das nicht Ihr Kind.

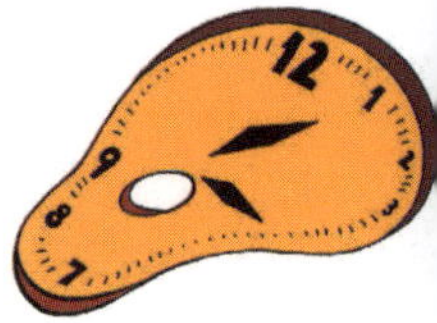

Machen Sie ihr klar, dass Ihr ADS-Kind **genau dieses** nicht gut kann und dass es ihm sehr helfen würde, wenn sie das Notieren mit unterstützen würde.

Viele ADS-Kindern schreiben sehr ungern, manche auch noch unleserlich. Kommen Sie ihnen deshalb entgegen und schreiben schon das Hausaufgabenheft mit den einzelnen Fächern vor, so dass nur eine kurze Notiz für jede Stunde nötig wird.

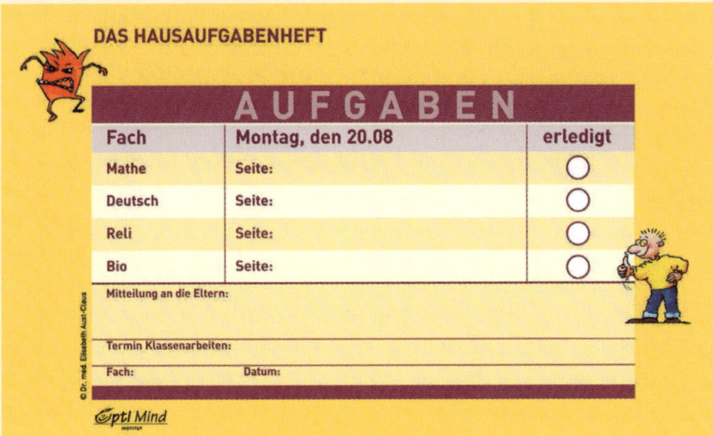

DAS HAUSAUFGABENHEFT

AUFGABEN

Fach	Montag, den 20.08	erledigt
Mathe	Seite:	○
Deutsch	Seite:	○
Reli	Seite:	○
Bio	Seite:	○

Mitteilung an die Eltern:

Termin Klassenarbeiten:

Fach: Datum:

© Dr. med. Elisabeth Aust-Claus

Opti Mind

Vorlagen für das Hausaufgabenheft können Sie von unserer Homepage www.opti-mind.de als pdf ausdrucken.

Bei Lucas hat auch das einfach nicht gut geklappt. Die Mutter war nach mehreren Jahren und ständigem Schimpfen verzweifelt. Wenn Lucas ausnahmsweise etwas aufgeschrieben hat, konnte man es kaum entziffern. Er hat neben seiner ADS-Problematik noch eine ausgeprägte feinmotorische Koordinationsstörung.

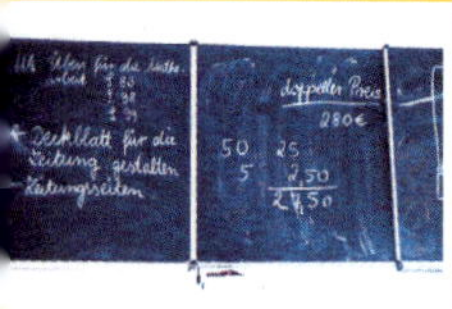

Lucas Mutter hat eine außergewöhnliche Idee: Sie gibt ihm eine digitale Kamera mit. Lucas **fotografiert** dann einfach die Tafel ab. Seine Lehrerin sieht nach anfänglicher Skepsis den Erfolg und unterstützt ihn jetzt sogar. Sie schreibt Hausaufgaben und Termine für Klassenarbeiten jetzt immer auf die linke Tafelseite, die Lucas von seinem Platz gut aufnehmen kann.

Natürlich sollte Lucas Methode eine Ausnahme sein. Bei den meisten Kindern klappt es nach einer Trainingsphase mit dem Hausaufgabenheft ganz gut. Eventuell müssen Sie anfangs die Lehrerin bitten, es abzuzeichnen. Sie können dann sicher sein, dass alles notiert ist.

Zeitmanagement ein Problem?

Bei unbequemen Aufgaben macht sich die „Schieberitis“ breit. Der Start in das Programm Hausaufgaben ist oft tagtäglich ein Kampf, der den Familienfrieden erheblich stört.

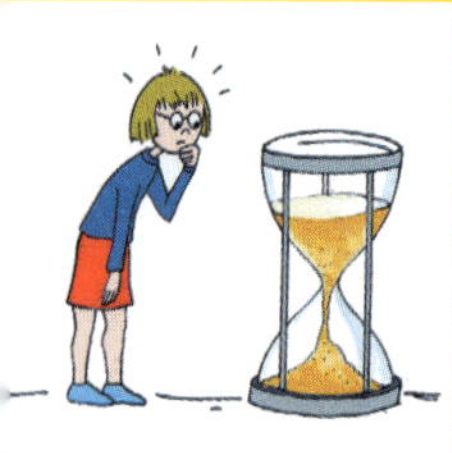

ADS-Kinder haben auf Grund ihrer anderen Info-Verarbeitung ein schlechtes **Zeitgefühl**. Für sie sind die Hausaufgaben immer ein riesiger Berg und viel zu viel. Dies Gefühl bleibt, auch wenn Sie argumentieren, dass es gar nicht zu viel ist, und alles eigentlich schnell zu erledigen wäre.

Durch Diskussionen, sprunghaftes Verhalten und Ablenkbarkeit läuft die Zeit einfach weg.

Manche ADS-Kinder verbringen den ganzen Nachmittag mit Hausaufgaben. Jule vertrödelt Stunden, weil sie schon nach einigen Sätzen ihren Gedanken nachhängt oder malt oder...

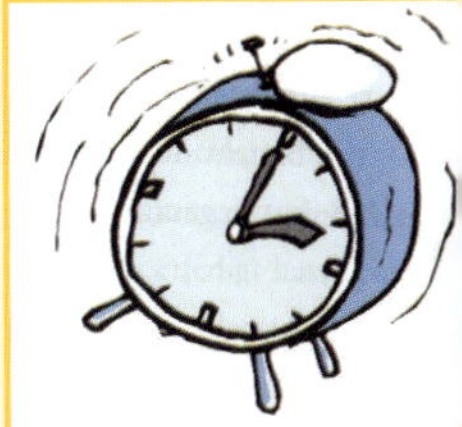

Setzen Sie als Starthilfen für das Programm Hausaufgaben Verstärker ein, wie z. B. einen **Wecker** und den Punkteplan. Diskussionen sind nur Zeitfresser. Legen Sie diese „unbequemen Arbeitszeiten" für nachmittags in einem schriftlichen Wochenplaner fest.

Dann ist klar, dass die Zeit für Hausaufgaben ca. eine Stunde täglich bedeutet, dass es feste Zeiten gibt für Arbeitsvorbereitung und Vokabel-Lernen. Danach kann Ihr Kind auch seine Freizeittermine eintragen. Die Gefahr ist dann nicht mehr so groß, dass die Hausaufgaben sich über Stunden hinziehen und keine Zeit mehr bleibt für Hobbys, Verabredungen, Fußballspielen etc.

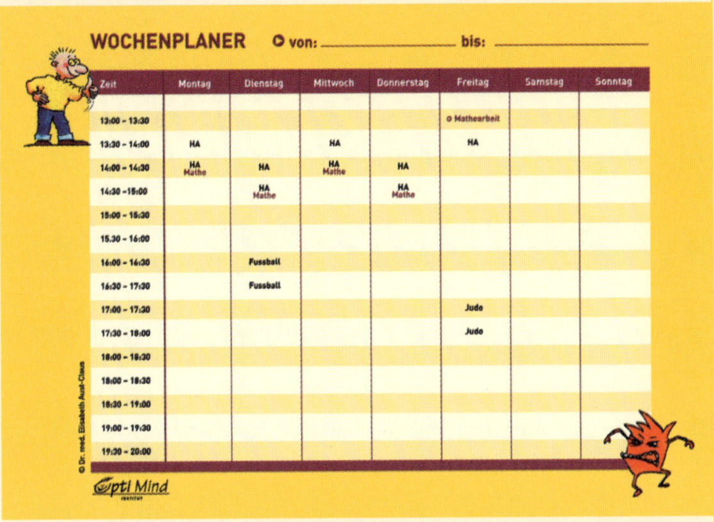

WOCHENPLANER ○ von: ____________ bis: ____________

Zeit	Montag	Dienstag	Mittwoch	Donnerstag	Freitag	Samstag	Sonntag
13:00 - 13:30					o Mathearbeit		
13:30 - 14:00	HA		HA		HA		
14:00 - 14:30	HA Mathe	HA	HA Mathe	HA			
14:30 -15:00		HA Mathe		HA Mathe			
15:00 - 15:30							
15.30 - 16:00							
16:00 - 16:30		Fussball					
16:30 - 17:30		Fussball					
17:00 - 17:30					Judo		
17:30 - 18:00					Judo		
18:00 - 18:30							
18:00 - 18:30							
18:30 - 19:00							
19:00 - 19:30							
19:30 - 20:00							

Opti Mind

Vorlagen für den Wochenplaner können Sie von unserer Homepage www.opti-mind.de als pdf ausdrucken.

Helfen Sie anfangs auch beim Einteilen der Aufgaben. Mit kleinen Schritten kommt man besser zum Ziel, und der riesige Berg ist in kleinere Hügelchen aufgeteilt.

Wenn Sie als Eltern unsicher sind, wie lange die Hausaufgabenzeit sein sollte, besprechen Sie dies am besten mit der Lehrkraft.

Wir haben Ihnen zur Orientierung einen kurzen Auszug aus der „allgemeinen Schulordnung“ herausgesucht:

Allgemeine Schulordnung, § 23: Hausaufgaben:

(RdErl. des Kultusministeriums vom 2.3.1974, bereinigt; eingearbeitet: Rd Erl. V. 24.6.1992).

Hausaufgaben ergänzen die Arbeit im Unterricht. Sie dienen zur Festigung und Sicherung des im Unterricht Erarbeiteten sowie zur Vorbereitung des Unterrichts. Sie sollen zur selbstständigen Arbeit hinführen. Hausaufgaben müssen in ihrem Schwierigkeitsgrad und in ihrem Umfang die Leistungsfähigkeit der Schüler berücksichtigen und von diesen ohne fremde Hilfe in angemessener Zeit gelöst werden können.

3. Für den Umfang der Hausaufgaben ist folgendes zu beachten:

3.1 Von Samstag zum Montag ist ohne Einschränkung aufgabenfrei; dasselbe gilt für alle Tage, denen ein Feiertag vorangeht. An Tagen mit mehr als zwei Stunden Nachmittagsunterricht werden in der Regel keine Hausaufgaben für den Unterricht des folgenden Tages gestellt.

3.2 In den Schulen mit 5-Tage-Woche können von Freitag zum Montag Hausaufgaben gegeben werden, wenn am Freitag kein Nachmittagsunterricht stattfindet, oder wenn nicht mehr als zwei Stunden Nachmittagsunterricht erteilt werden.

3.3 Hausaufgaben sollen so bemessen sein, dass sie, bezogen auf den einzelnen Tag, in folgenden Arbeitszeiten erledigt werden können:

für die Klassen 1 - 2: in 30 Minuten
für die Klassen 3 - 4: in 60 Minuten
für die Klassen 5 - 6: in 90 Minuten
für die Klassen 7 - 10: in 120 Minuten.

In Umfragen hat sich herausgestellt, dass eigentlich nur zehn Prozent aller Schüler ihre Hausaufgaben selbstständig und ordentlich erledigen. Und wie Sie wissen, haben ADS-Kinder hiermit besonders große Schwierigkeiten und brauchen auch länger eine Hilfestellung.

Hat Ihr Kind die Aufgaben verstanden oder haben Sie das Gefühl, dass Erklärungen aus dem Unterricht überhaupt nicht angekommen sind? Dies würde bedeuten, dass Sie zu Hause den Unterricht noch einmal mühsam nacharbeiten müssen.
Das wird auf Dauer nicht gehen! Halten Sie unbedingt Rücksprache mit der Lehrkraft, und lassen Sie sich schildern, wie Ihr Kind sich im Unterricht verhält, ob es sich beteiligt, und ob es überhaupt vom Thema etwas mitbekommt.

Wenn die Aufmerksamkeitsstörung im Vordergrund steht, und die Hilfen der Lehrkraft nicht ausreichend sind, muss dringend über eine Therapieintensivierung zusammen mit Ihrem Arzt oder Therapeuten nachgedacht werden. Bei ausgeprägter ADS-Problematik ist dann eventuell eine medikamentöse Unterstützung zu diskutieren.

Zu den Nachmittagsaufgaben eines Schülers gehört auch die Vorbereitung auf Klassenarbeiten. Der Termin und das Thema sollten bekannt sein, um sich gezielt vorbereiten zu können und keinen Stress aufkommen zu lassen. Das Arbeitsgedächtnis (=Kurzzeitgedächtnis) Ihres Kindes sollte nicht überstrapaziert werden. Dazu wird das Lernpensum in kleine Pakete gepackt, die zu festen Zeiten bearbeitet und wiederholt werden. Dies gibt Sicherheit, Lernstoff ist besser automatisiert, und es verhindert Gedankenblockaden bei Arbeiten.

Deshalb gilt: Planung ist alles.

Vorlagen für den Klassenarbeitsplaner können Sie von unserer Homepage www.opti-mind.de als pdf ausdrucken.

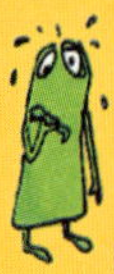

MEIN KLASSENARBEITS-PLANER

- Fach: Mathe
- Datum der Klassenarbeit: Dienstag, am 20.1.
- Wieviele Tage habe ich Zeit: 6

Wann lerne ich was? Was lerne ich?	Tag	Uhrzeit	Mit wem?	Bemerkungen
Themen: Brüche addieren, subtrahieren, umwandeln; Textaufgaben wie Seite 73-74 im Mathebuch				
1. Tag: Brüche addieren und subtrahieren	Mi 17. 2.	15:30 – 16:00	alleine	
2. Tag: Brüche umwandeln	Do 18.2	15:00 – 15:30	alleine	
3. Tag: Brüche multiplizieren	Fr 19. 2.	14:00 – 14:30	Mama	
4. Tag: Textaufgaben Seite 73	Sa 20. 2.	10.00 – 10:45	alleine	
5. Tag: Textaufgaben Seite 74	So 21. 2	10:00 – 10:30	Papa	
6. Tag: Wiederholen	Mo 22. 2.	15:30 – 16:15	Mama	

Opti Mind INSTITUT

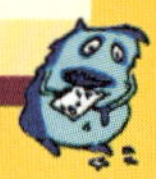

Kombinieren Sie diesen Klassenarbeits-Planer mit dem Wochenplaner.

ADS-Kinder, die lernen sich an ihren Wochenplaner und feste Lernzeiten zu halten, haben in der Regel mehr **Freizeit** und weniger Stress.

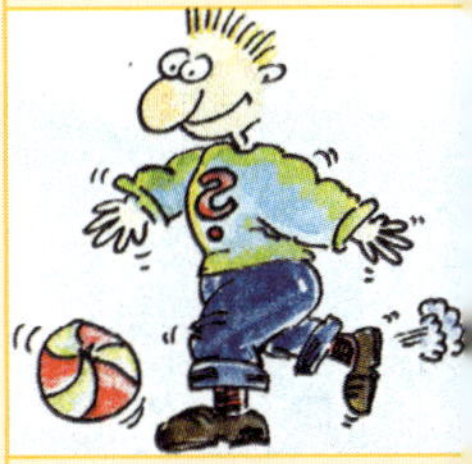

Jule benutzt den Wecker zur Unterstützung des Starts der unliebsamen Hausaufgaben oder der Arbeitsvorbereitung. Der bimmelt ähnlich wie die Schulglocke zum Beginn der Hausaufgabenzeit. Sie hat gelernt, sofort beim Klingeln anzufangen und Spielsachen aus dem Blickfeld zu legen. Damit sie nicht ständig mit ihren Gedanken abschweift und in ihrer netten Traumwelt verschwindet, hilft der Wecker ihr ebenfalls. Er wird auf 15 Minuten gestellt, und sie versucht in dieser Zeit nichts anderes zu machen oder zu denken, als sich laut ihre Rechenaufgaben vorzulesen und zu bearbeiten oder den Text abzuschreiben. Anfangs hat ihre Mutter dieses Weckertraining mit in den Punkteplan aufgenommen. Jetzt ist Jule überrascht, dass sie eigentlich nur 30 Minuten für Mathe braucht. Früher dauerte alles Stunden. Der ganze Nachmittag war vertrödelt und es blieb nie Zeit zu spielen oder sich zu verabreden. Sie kann jetzt sogar zweimal in der Woche ohne schlechtes Gewissen zum Jazztanz gehen. Sie hat ihren Job als Schülerin erledigt, und die Gedanken „ich müsste noch..." sitzen ihr nicht mehr im Nacken. Durch diese eingeübte Routine ist sie sicherer und muss sich nicht mehr über das „berühmte Brett vor dem Kopf" bei der Klassenarbeit ärgern. Sie kann ihr Wissen besser anwenden und ist weniger nervös.

Loben Sie bei Ihrem Kind die Anstrengungsbereitschaft, das regelmäßige Lernen und vollständige Erledigen der Hausaufgaben. Verteilen Sie Punkte oder kommentieren Sie: „Hast du heute gut gemacht", „Die Vokabeln sitzen", „Du bist gut auf die Mathearbeit vorbereitet, probiere dein Bestes".

Machen Sie Ihr Lob nicht von der Note in der Klassenarbeit abhängig. Nichts ist so frustrierend für Ihr Kind wie ein Misserfolg in einer schriftlichen Arbeit – weil es vielleicht sehr nervös und blockiert war – obwohl alles von ihm eigentlich gut vorbereitet war und es zuhause auch alles noch gewusst hatte. Schimpfen Sie dann nicht, sondern trösten Sie und machen Mut, es das nächste Mal besser zu schaffen.

Lernstrategien – die Abwehr der Fehlerteufel

Natürlich macht jeder Schüler Flüchtigkeitsfehler. Auf Grund der anderen Info-Verarbeitung und des oberflächlichen Wahrnehmungsstils häufen sich diese leider bei ADS-Kindern. Es führt dazu, dass sie in ihren Schulleistungen absinken und trotz Cleverness ihre Fähigkeiten nicht gut umsetzen können. Sie hören dann Kommentare wie:

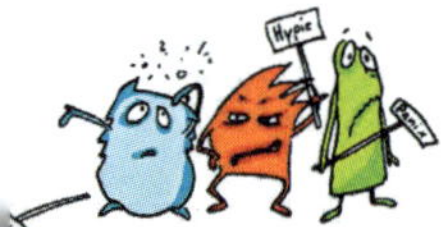

- ✓ ist zu unkonzentriert
- ✓ arbeitet zu oberflächlich und ungenau
- ✓ die Heftführung müsste besser sein
- ✓ arbeitet unsystematisch
- ✓ verliert den roten Faden und hält sich nicht an das Thema...

ADS-Kinder müssen effektive Lernstrategien kennen, um den **Fehlerteufeln** keine Chance zu lassen. Diese können Sie als Eltern, Lehrer oder Therapeuten gezielt einüben.

Einige dieser Strategien üben Sie möglicherweise schon intuitiv mit Ihrem Kind. Vielleicht haben Sie zu diesem Thema schon einiges gelesen und ausprobiert.
In dem **ADS-Training** für Kinder werden so genannte **Instruktionstechniken** geübt.

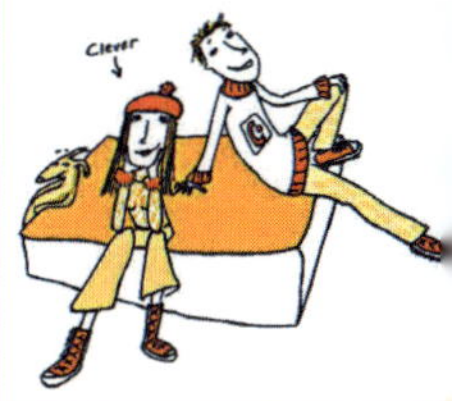

Vor jeder Aufgabe wird ein kurzes Brainstorming gemacht und einzelne Schritte eingeübt:

- ✓ Was ist meine Aufgabe?
- ✓ Wie mache ich es am besten?
- ✓ Sorgfältig und bedacht arbeiten
- ✓ Ohne Unterbrechung durcharbeiten
- ✓ Halt! Stopp! Überprüfen
- ✓ Lob: „Habe ich gut gemacht!"

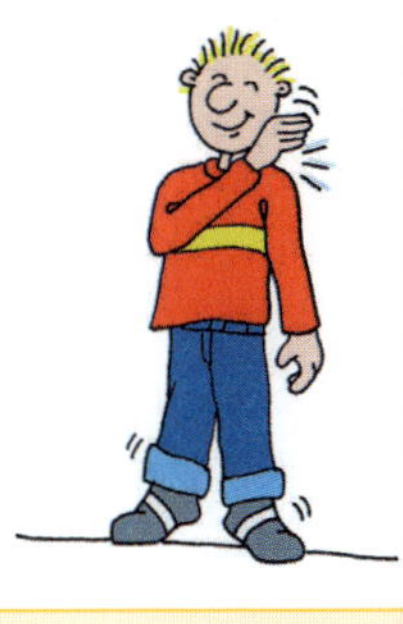

Es werden viele Strukturierungshilfen eingeübt, die zuhause täglich angewendet werden sollten. Sie lernen Selbstorganisation beim Arbeiten, um dadurch ihre Gedanken besser zu sortieren und aufs Papier zu bringen.

Noch ein Beispiel zur Heftführung.

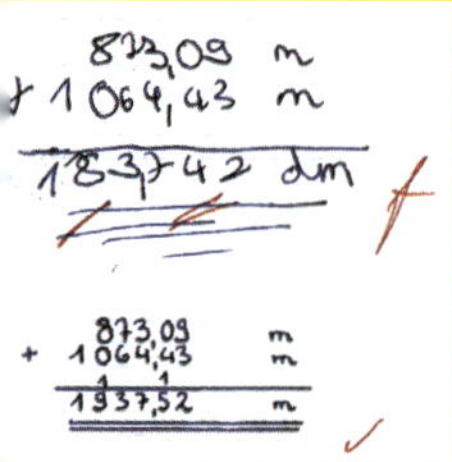

Weil Max beim Rechnen immer wieder Schusselfehler macht, hat er gelernt beim schriftlichen Subtrahieren und Addieren

1. die Zahlen **ordentlich** untereinander zu schreiben und
2. den Überschlag schriftlich zu notieren.

Er weiß mittlerweile, dass er „Sicherungen" einbauen muss und Kontrollen sinnvoll sind. Es geht nicht darum, als Erster abzugeben, sondern Fehler zu vermeiden und sorgfältig Schritt für Schritt die Aufgaben zu lösen.

Wenn viele **Fehler** beim Abschreiben von der Tafel oder aus dem Heft zu beobachten sind, oder beim Lesen Endungen überlesen oder Auslassfehler gemacht werden, sollte Ihr Kind die Zeilen mit einem Lineal oder einem weißen Blatt abdecken.

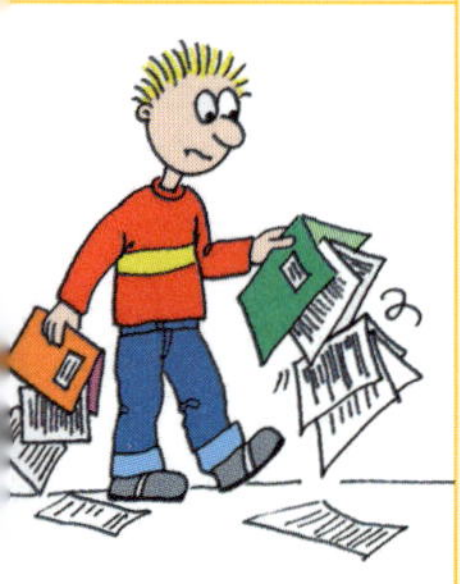

Je öfters diese Hilfen angewandt werden, umso selbstverständlicher werden sie.

ADS-Kinder sind immer zu beeindrucken, wenn man ihnen einige Fakten aus der Neurowissenschaft erklärt und ihnen zeigen kann, dass Vokabeln auf mehreren Wahrnehmungs-Kanälen und mit System gelernt (Hören, Lesen, Schreiben, mit Bildern assoziiert) schneller im Langzeitgedächtnis sitzen und wieder abrufbar sind.

Die Verknüpfungen im neuronalen Netzwerk können so effektiv genutzt werden.

Einige Daten zum **Abspeichern** von Vokabeln:

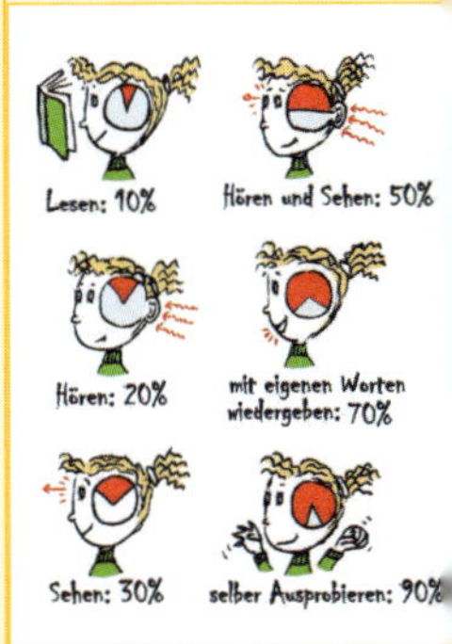

- ✓ 10% werden behalten, wenn Vokabeln nur gelesen werden
- ✓ 20% werden behalten, wenn Vokabeln nur gehört werden
- ✓ aber 70% werden behalten, wenn Vokabeln gelesen, geschrieben und laut vorgesprochen werden

Der 12-jährige Robin ist ganz stolz, weil er das Lernsystem mit den **Karteikarten** für die Englisch-Vokabeln beherrscht. Früher hat er die Vokabeln immer nur im Buch gelesen. Dann wusste er zwar, dass die Übersetzung von „Gedanke“ – „thought“ oben rechts im Buch steht, aber nicht wie das Wort genau geschrieben wird. Er hat dann das „h“ vergessen und einen Fehler kassiert. Nachdem er einige Tipps ausprobiert hat, fühlt er sich als „aktiver Anwender“ seines Gehirns mit den vielen neuronalen Verknüpfungsmöglichkeiten. Das Lernen ist effektiv, und er hat mittlerweile zahlreiche Tricks, die Fehlerteufel zu bekämpfen und Flüchtigkeitsfehler zu vermeiden. Dadurch fühlt er sich dem Schulstress nicht mehr so sehr ausgeliefert und ist bei allem, was er tut, erfolgreicher.

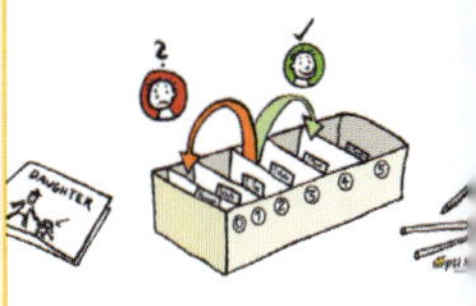

[Weitere Tipps zum Thema Lernstrategie haben wir in unseren Büchern „Das ADS-Buch“ (ObersteBrink) und „ADS. TopFit beim Lernen“ (OptiMind media) beschrieben.]

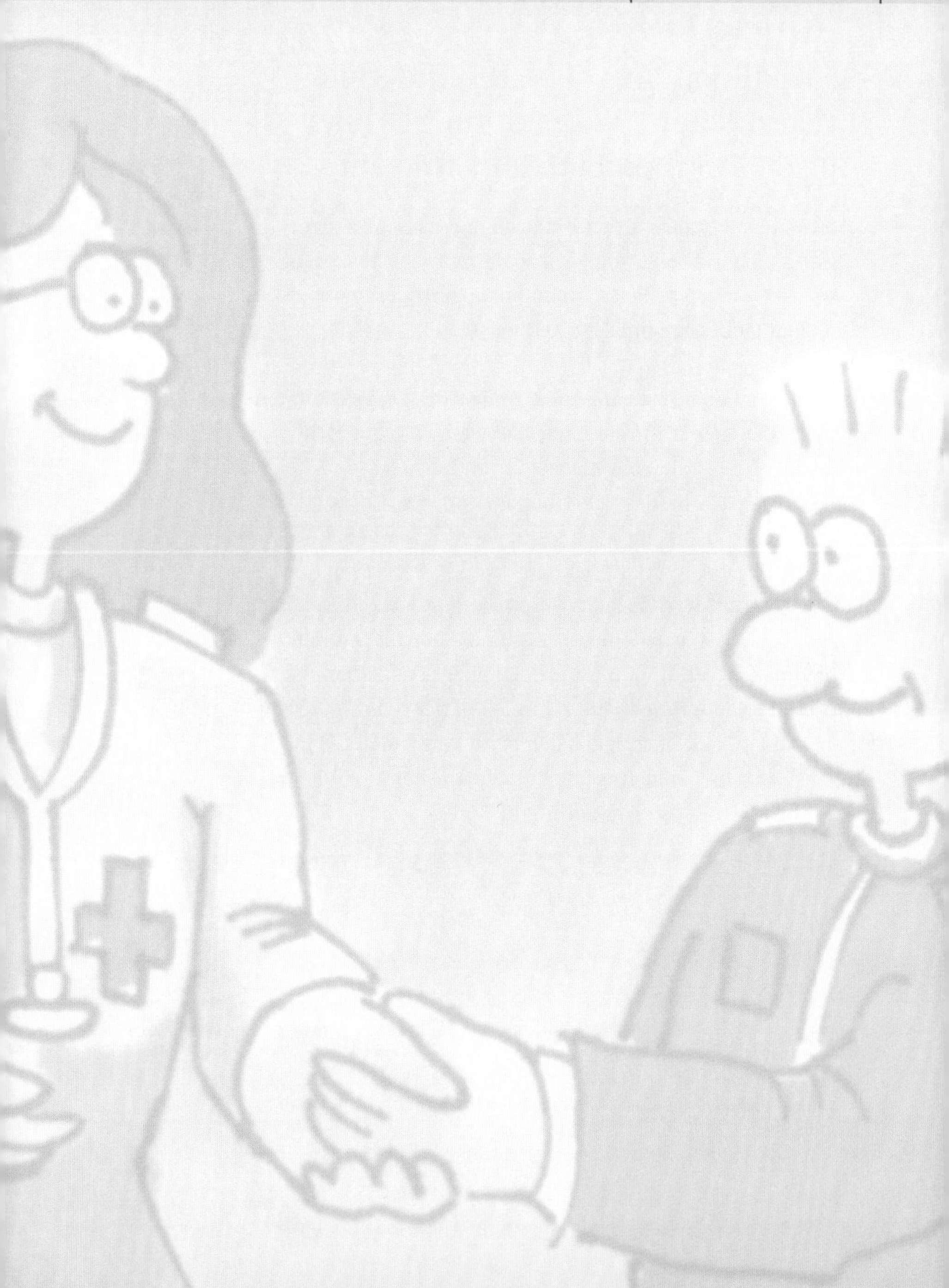

3. Medikamente bei ADS und viele Fragezeichen? Was sollten Sie über diesen Therapiebaustein wissen?

Notizen und Fragen von Eltern zum Thema Medikamente bei ADS

✓ Soll ich mein Kind mit Medikamenten ruhig stellen?
✓ Ist die Medikation gefährlich?
✓ Kann sie abhängig machen?
✓ Ist es nicht zu einfach, dem Kind nur Medikamente zu geben?
✓ Bedeutet Medikation meine Kapitulation in der Erziehung?
✓ Seit mein Kind Medikamente nimmt, bekomme ich nur Vorwürfe zu hören.
✓ Ich kann schon nicht mehr schlafen, weil ich ständig in der Presse über die starken Nebenwirkungen lese.
✓ Die Lehrerin hat überhaupt kein Verständnis und macht mir Vorwürfe, dass ich unverantwortlich mit meinem Kind umgehe.
✓ Mein Sohn wird wegen der Medikation in der Schule geärgert und bloßgestellt als „Pillenfresser“.
✓ Mein Kind isst überhaupt nichts mehr seit der Medikation.
✓ Wen soll ich über die Medikation aufklären?
✓ Mein Kind will die Tabletten nicht nehmen, es gibt jedes Mal ein riesiges Theater.
✓ Wir haben ständig Diskussionen, wann und ob die Medikamente genommen werden müssen.
✓ Mittags ist er so gereizt, viel schlimmer als vorher.
✓ Sie vergisst ständig die Tabletten zu nehmen.
✓ Der Unterschied mit und ohne Medikation ist wie Tag und Nacht, mein Mann ist trotzdem völlig dagegen.

Hier ist Platz für Ihre Notizen und Fragen

MEINE NOTIZEN:

....

....

....

....

....

....

....

....

....

....

....

....

....

....

....

Listen Sie für sich einfach alles auf, was Ihnen bei dem Thema „Medikamentöse Therapie bei ADS“ Sorgen macht.
Wir werden viele Ihrer Fragen beantworten können. Individuelle Besonderheiten und noch nicht beantwortete Fragen sollten Sie mit Ihrer behandelnden Ärztin/Ihrem Arzt besprechen.

Wann sollte man über eine zusätzliche medikamentöse Unterstützung nachdenken?

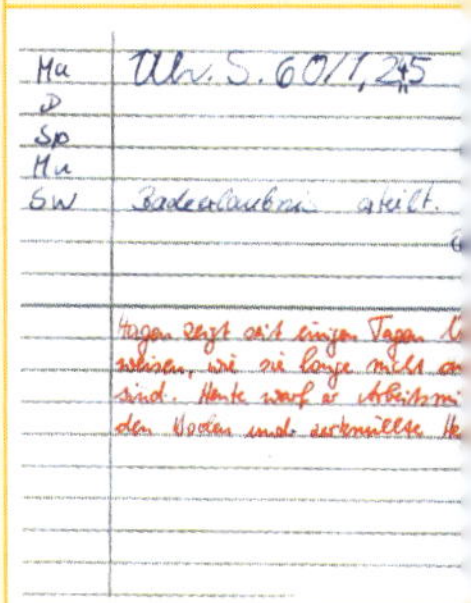

Bei Hagen gibt es immer wieder Beschwerden aus der Schule. In letzter Zeit haben sich die **Einträge** in das Klassenbuch so gehäuft, dass er eine Verwarnung bekommen hat und eine Klassenkonferenz einberufen wurde.

Zeugnisse können ebenfalls die Problematik im Unterricht beschreiben, wie hier bei Julian.

Die Beurteilung der Lehrerin im Zeugnis von Julian zum Abschluss der 1. Klasse

- ✓ Julian fasst Sachverhalte in allen Lernbereichen schnell auf. Er kann im Zahlenraum bis 20 sicher alle Rechenoperationen durchführen.
- ✓ Er bereichert den Unterricht durch sein Wissen in Sachkunde.
- ✓ Allerdings erledigt Julian seine Arbeiten sowohl im Lesen, Schreiben als auch im Rechnen höchst unkonzentriert. Er bearbeitet Arbeitsblätter nicht selbständig und ist bei Ausarbeitungen in seinem Arbeitstempo zu langsam.
- ✓ Er ist sehr ablenkbar und stört den Unterricht durch Schwätzen.
- ✓ Julian ist sehr ungeduldig und lässt Mitschüler kaum zu Wort kommen. Er ruft immer noch seine Antworten unaufgefordert in die Klasse.
- ✓ Er ist motorisch sehr unruhig und kann keine 10 Minuten auf seinem Stuhl sitzen bleiben.
- ✓ Trotz ständiger Ermahnungen bessert sich sein Verhalten nicht. Er scheint aus Fehlern nicht zu lernen und nimmt keine Kritik an.
- ✓ Es gibt immer wieder Auseinandersetzungen mit seinen Mitschülern. Er kann sich nur schwer in die Klassengemeinschaft integrieren.

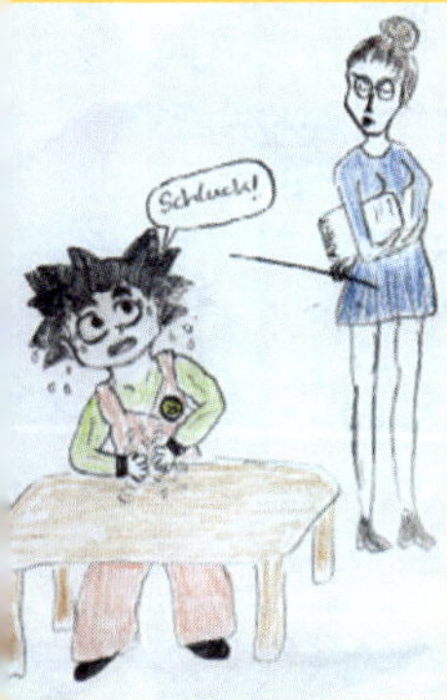

Bei ausgeprägter ADS-Problematik gibt es nicht nur in der Schule große Schwierigkeiten, sondern auch in der Kommunikation mit anderen Kindern und in der Familie. Trotz fester Regeln und Punkteplänen klappt fast nichts. Max reagiert sofort explosiv, kann überhaupt nicht zuhören, ist sprunghaft und sehr unruhig. Es gibt von morgens bis abends Streit, Hausaufgaben werden allenfalls nur hingeschmiert. Auch andere finden Max sehr anstrengend, so dass er eigentlich keine Freunde mehr hat und zu keinem Kindergeburtstag eingeladen wird. Seine Lernmotivation ist völlig im Keller. Obwohl er mit der Nachhilfelehrerin die Klassenarbeit vorbereitet hat und auch alles verstanden hat, wurde es leider wieder eine 5. Typisch für ihn – er hat die Aufgabenstellung nicht genau genug gelesen und viele Flüchtigkeitsfehler gemacht. Er wird seine Note durch mündliche Beteiligung leider auch nicht entscheidend verbessern können, weil er oft im Unterricht stört und seine Hausaufgaben häufig vergessen hat. Es muss dringend etwas passieren!

Jule klagt mehrmals die Woche über Kopfschmerzen. Sie mag schon gar nicht mehr zur Schule gehen, weil sie wieder – wie jeden Tag – **Ermahnungen** bekommt, endlich aufzupassen und nicht zu trödeln. Die Lehrerin ist verzweifelt, weil Jule für alles mehrere Aufforderungen braucht und trotzdem nicht fertig wird. Sie scheint geistig oft nicht anwesend zu sein und träumt die meiste Zeit im Unterricht. Mittlerweile wird sie als „Transuse" verlacht und bloß- gestellt, wenn sie die Frage wieder einmal nicht mitbekommen hat oder nicht weiß, welche Seite sie im Buch aufschlagen soll. Ihre halbfertigen Arbeitsblätter muss sie zuhause ausfüllen und dann noch den riesigen Berg Hausaufgaben bewältigen.

Das dauert wieder einmal den ganzen Nachmittag und Ärger gibt es auch. Sie ist schon ganz verzweifelt und traut sich eigentlich nichts mehr zu.

Bei ausgeprägter ADS-Problematik reichen manchmal die Hilfestellung der Eltern und das Verhaltenstraining nicht aus, um die **Negativspirale Frustration <-> niedriges Selbstbewusstsein** zu durchbrechen. Diese ADS-Kinder sind dann auf einen zusätzlichen Therapiebaustein angewiesen.

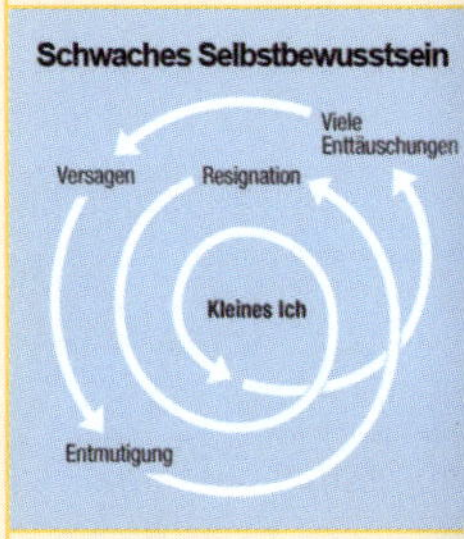

ADS-Kinder wünschen sich genauso wie andere Kinder, dass bei ihnen auch einmal etwas funktioniert, dass sie nicht immer der Sündenbock sind. Sie möchten sich mit anderen Kindern verstehen und Freunde haben. Sie sind oft verzweifelt, auch wenn sie ihre Gefühle nicht immer mitteilen. Trotz harter Schale sind sie sehr sensibel.

Zum Glück haben wir Möglichkeiten, sie weiter zu unterstützen.

Für ADS-Kinder mit einer massiven Aufmerksamkeitsstörung und sehr impulsiven Verhaltenweise ist die Medikation sehr hilfreich. Erst wenn die Aufmerksamkeitsfunktionen und die Verhaltenssteuerung optimiert sind, können diese ADS-Kinder auch von weiteren therapeutischen Hilfen wie einem ADS-Verhaltenstraining profitieren. Die Medikamente ersetzen nicht Ihr Coaching, sondern sie ermöglichen die Umsetzung der Hilfen im Alltag, weil Zuhören, Kommunikation und Verhaltenssteuerung dadurch verbessert werden.

Bei der Diskussion um Medikamente für Ihr ADS-Kind sind Eltern oft sehr verunsichert und ambivalent. Es ist eine Entscheidung, die Eltern sich in der Regel nicht leicht machen. Sie müssen sehr viel über die Zusammenhänge und den Stellenwert der Medikation kennen, bevor sie sich für diesen Schritt entschliessen.

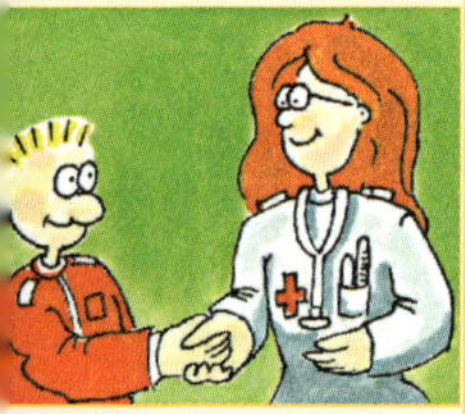

Wir möchten Ihnen einige wissenschaftlich fundierte Grundlagen vermitteln. Sie werden vieles darüber hinaus mit Ihrer Ärztin/ Ihrem Arzt besprechen. Diskutieren Sie auch mit ihr/ihm Medienberichte oder Informationen aus dem Internet. Für viele Eltern ist es fast unmöglich, zu entscheiden, welche Informationen seriös und wissenschaftlich abgesichert sind, und welche unter die Kategorie „Schauermärchen und unsinnige Ideologisierung dieses Themas“ fallen.

Aus der Sicht der Neurowissenschaft gibt es schon seit Jahrzehnten zahlreiche wissenschaftliche Untersuchungen über den Zusammenhang von Verhalten und der Funktionsweise unseres Gehirns. Deshalb wissen wir sehr viel über den Stellenwert und die Effizienz der medikamentösen Therapie.

Erinnern Sie sich noch an dieses Schaubild:
Netzwerk unserer Reaktionen?

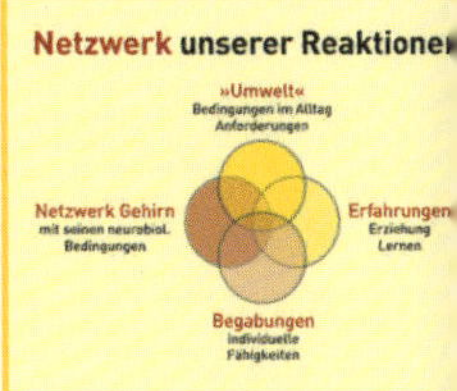

Die Ausprägung von ADS und die Kompensation der Pro-blematik haben mit verschiedenen Bedingungen zu tun.
Wir haben über hilfreiche Tipps bei ADS im Alltag, in der Erziehung und beim Lernen gesprochen. Sie werden einiges schon in Ihren Alltag integriert haben.

Die Aspekte – Auffälligkeiten im neuronalen Netzwerk und die andere Info-Verarbeitung bei ADS – sind wissenschaftlich unumstritten. Genau an diesem Punkt setzt die medikamentöse Therapie von ADS an. Bei sehr ausgeprägter ADS-Problematik müssen die neurobiologischen Bedingungen durch Medikamente, z. B. mit Stimulanzien, optimiert werden. Erst dadurch ist bei diesen ADS-Kindern eine adäquate Info-Verarbeitung möglich, so dass sie dann auch von den zusätzlichen Hilfen, die weiterhin unabdingbar sind, profitieren können.

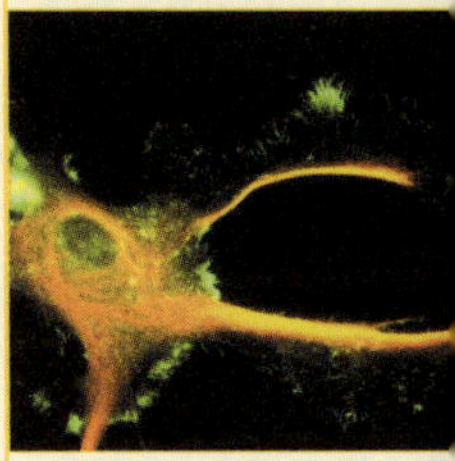

Fluoreszenz-mikroskopische Darstellung einer Gehirnzelle (Astrozyt) in Zellkultur, (Pb Dr. A. Derouiche, Institut für Anatomie, Dresden)

Ziehen Sie für sich eine Bilanz.

Die ADS-typischen Symptome ziehen sich wie ein roter Faden durch die Entwicklungsgeschichte Ihres Kindes. Einige Probleme haben sich glücklicherweise schon gebessert, und viele Hürden wurden auf dem Entwicklungsweg gemeistert. Aber vielleicht sind andere Stolpersteine aufgetaucht, die Ihnen Sorgen machen und anscheinend immer größer werden.

- ✓ Wie kommt Ihr Kind mit seinen Anforderungen zurecht?
- ✓ Kann es im Unterricht lange genug aufpassen?
- ✓ Bekommt es die Erklärungen der Lehrerin ausreichend mit?
- ✓ Wie gut klappt die Verhaltenssteuerung?
- ✓ Ist Ihr Kind sehr unruhig oder verträumt?
- ✓ Ist das Arbeitstempo zu langsam oder auch zu hektisch?
- ✓ Eckt Ihr Kind an und verliert dadurch Freunde?
- ✓ Gibt es oft Streit wegen Kleinigkeiten?
- ✓ Sind die Ohren meistens auf Durchzug geschaltet?
- ✓ Explodiert Ihr Kind bei jeder Kleinigkeit und lässt sich wenig sagen?
- ✓ Welche Hilfen werden von Ihnen oder der Lehrkraft umgesetzt?
- ✓ Wie steht es mit dem Selbstbewusstsein und dem emotionalen Gleichgewicht?
- ✓ Ist der Berg der Probleme kleiner geworden, oder scheint er immer größer zu werden?

Wenn sich die ADS-Problematik nicht ausreichend gut kompensiert, sollten Sie mit Ihrer Ärztin/Ihrem Arzt über weitere Unterstützung, auch über das Für und Wider einer medikamentösen Behandlung diskutieren.

Ziehen Sie Bilanz und entscheiden Sie, ob Ihr Kind weitere Unterstützung benötigt.

Welche Medikamente sind hilfreich?

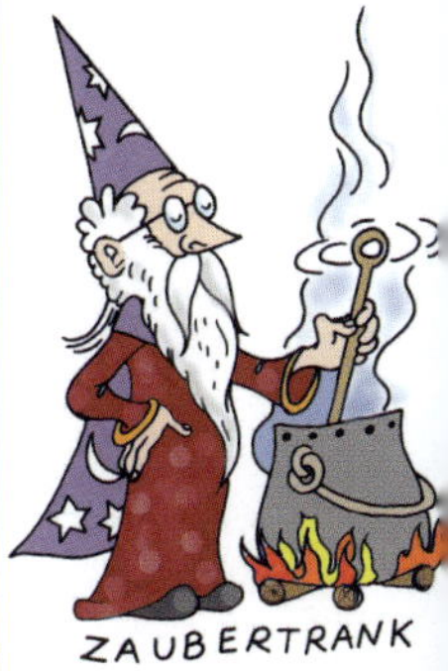

Medikamente, die bei ADS hilfreich sind, gehören in der Regel in die Gruppe der Stimulanzien. Diese Substanzen sind **kein Zaubertrank**, sondern wissenschaftlich gut untersuchte Wirkstoffe, die schon seit Jahrzehnten in der Therapie genutzt werden. Am häufigsten wird Methylphenidat eingesetzt, das Sie bei uns in Deutschland unter den Handelsnamen Ritalin®, Ritalin SR®, Medikinet®, Equasym® oder Concerta® kennen. Amphetaminsulfat-Saft gehört auch zu der Gruppe der Stimulanzien. Einige ADS-Kinder sprechen besser auf Amphetaminsulfat an als auf Methylphenidat.
Für kleinere Kinder hat es den Vorteil, dass es als Saft sehr niedrig dosiert werden kann, und manche Kinder es besser schlucken können.

Da weltweit über die neurobiologischen Bedingungen von ADS geforscht wird, werden immer mehr Fragen zu den Wirkmechanismen der Medikamente geklärt. Weitere neue Substanzen werden derzeit zur medikamentösen Therapie bei ADS auf ihre Wirksamkeit überprüft. Momentan ist Methylphenidat immer noch das am besten untersuchte Medikament und somit das Mittel der ersten Wahl zur medikamentösen Unterstützung bei ADS.

Die heute bekannten Medikamente bei ADS wirken über eine Beeinflussung des Stoffwechsels von Dopamin und Noradrenalin. Dies sind die Botenstoffe im neuronalen Netzwerk, die die Aufmerksamkeitsfunktionen beeinflussen und im weitesten Sinne die Dirigentenfunktion (exekutive Funktionen) steuern.

Methylphenidat – in Form einer Tablette oder Kapsel – wird wie Amphetaminsulfat-Saft schnell über die Schleimhäute des Verdauungssystems aufgenommen und gelangt auf dem Blutweg direkt in das Gehirn. Dort entfaltet es schon innerhalb von ca. 20 bis 30 Minuten seine Wirkung. Nach Einnahme der Tablette Ritalin SR® tritt die Wirkung in der Regel erst nach 45 bis 60 Minuten ein, weil die Substanz etwas langsamer freigesetzt wird.

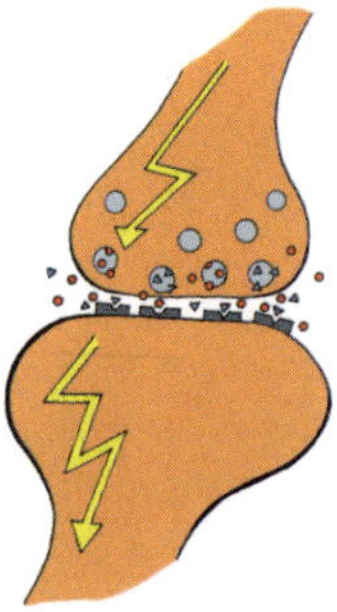

Man weiß mittlerweile schon recht genau, wo und wie Methylphenidat im Gehirn wirkt. Es verändert ganz gezielt an bestimmten **Neuronen**, die für die Aufmerksamkeitssteuerung und die exekutiven Funktionen zuständig sind, die Verfügbarkeit des Botenstoffes Dopamin u.a. über die Beeinflussung der so genannten Dopamintransporter.

Methylphenidat

✓ stimuliert die Ausschüttung des Neurotransmitters Dopamin und Noradrenalin aus den präsynaptischen Vesikeln

✓ hemmt die Wiederaufnahme (Re-uptake) von Dopamin in die präsynaptische Nervenendigung durch Blockade des Dopamintransports

Da bei ADS der Stoffwechsel dieser chemischen Botenstoffe – Dopamin und Noradrenalin – in bestimmten Hirnregionen nicht optimal ist, haben wir durch die Medikation die Möglichkeit, diesen günstig zu beeinflussen.

Die Wirkung der Stimulanzien kann unter anderem auch in den PET-Untersuchungen (Positronen-Emissions-Tomographie) oder anderen bildgebenden Verfahren (SPECT) dargestellt werden. Man sieht dann eine bessere Aktivierung der fronto-striatalen Zentren im neuronalen Netzwerk nach Einnahme von Stimulanzien bei ADS. Diese wissenschaftlichen Untersuchungen werden natürlich nicht routinemäßig zur Überprüfung der Medikamentenwirkung eingesetzt, sondern bleiben den Forschern vorbehalten.

Die Wirkung der Stimulanzien kann u. a. im PET sichtbar gemacht werden.

Woran sehen wir die Wirkung der Medikation und wie überprüfen wir sie?

Wenn durch die Medikation die bei ADS vorhandene Dysbalance im Neurotransmitterstoffwechsel optimiert ist, können nicht nur Sie dies registrieren, sondern wir können die Verbesserungen der Aufmerksamkeitsfunktionen und die Info-Verarbeitung auch objektivieren.

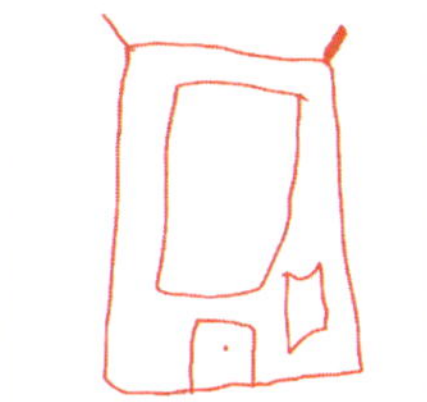

vorher

mit Medikation

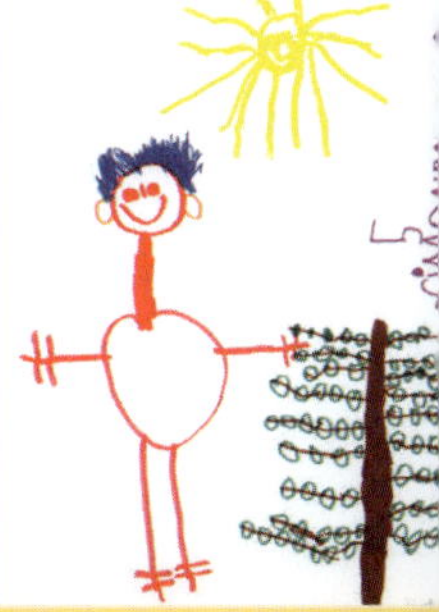

Was verändert sich durch die medikamentöse Behandlung?

Stimulanzien

- ✓ regulieren die Dysbalance im Neurotransmitterstoffwechsel
- ✓ verbessern Aufmerksamkeitsfunktionen, Informations- und **Wahrnehmungs-Verarbeitung**

ADS-Kinder sind durch Nutzung dieses Therapiebausteins aufmerksamer, weniger sprunghaft oder impulsiv. Sie können Anforderungen besser meistern. Auch wenn sich die neurobiologischen Bedingungen durch die medikamentöse Therapie positiv beeinflussen lassen und die Info-Verarbeitung besser angepasst ist, kann Medikation nicht alle Probleme wegzaubern. Durch die Medikation wird man nicht schlauer, Medikamente sind kein IQ-Pusher. Allerdings werden Lernleistungen oft besser, weil jetzt erst die individuellen Fähigkeiten umgesetzt werden können. Die Medikation schafft für ADS-Kinder mit ausgeprägter Problematik erst die Voraussetzungen, damit Kompensationsstrategien geübt und automatisiert werden können.

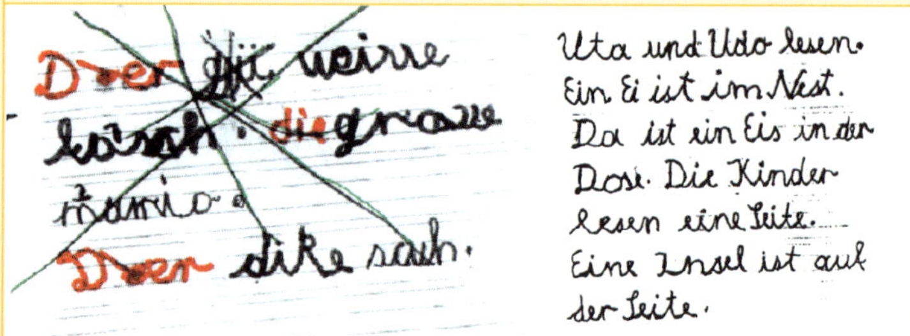

Den positiven Therapieeffekt kann man häufig direkt nach Medikamenteneinnahme sehen. Max kann besser zuhören, ist aufnahmebereiter, nimmt Hilfen an und arbeitet konzentrierter und ordentlicher. Man sieht diese Veränderungen auch sehr deutlich an seiner Schrift. Er zeigt mehr Ausdauer und schafft neuerdings eine ganze Geschichte aufs Papier zu bringen.

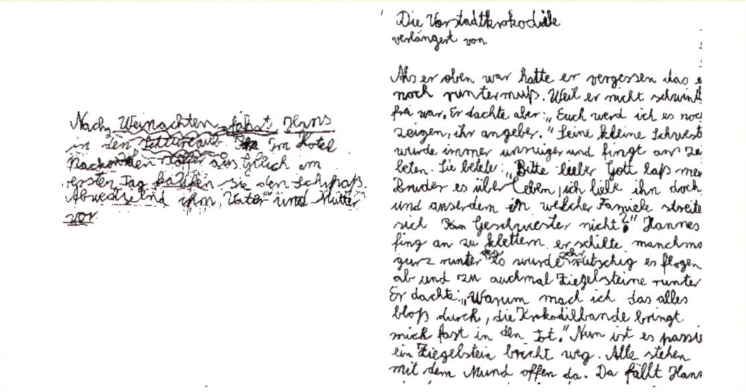

Nach Weinachten fährt Hans in den [illegible] Im Hotel [illegible] Koffer aus Glück am ersten Tag [illegible] sie den Schipaß. Abwechselnd [illegible] Vater und Mutter vor

Die Vorstadtkrokodile
verlängert von

Als er oben war hatte er vergessen das er noch runtermuß. Weil er nicht schwindelfrei war. Er dachte aber: „Euch werd ich es noch zeigen, ihr angeber." Seine kleine Schwester wurde immer unruhiger und fingt an zu beten. Sie betete: „Bitte lieber Gott laß meinen Bruder es überleben, ich liebe ihn doch und ausserdem in welcher Familie streiten sich Geschwister nicht?" Hannes fing an zu klettern. er schilte manchmal zurz runter. Es wurde sehr rutschig es flogen ab und zu auchmal Ziegelsteine runter. Er dachte: „Warum mach ich das alles bloß durch, die Krokodilbande bringt mich fast in den Tot." Nun ist es passiert ein Ziegelstein bricht weg. Alle stehen mit dem Mund offen da. Da fällt Hans

Es ist immer sehr eindrucksvoll, wie hier bei Philipp, wenn man den Therapieeffekt schwarz auf weiß sehen kann. Das muss nicht immer so sein.

In der Regel sieht man die Verbesserung in den Aufmerksamkeits- und Dirigentenfunktionen im Verhalten, sowohl in der Schule als auch zu Hause und im Umgang mit anderen Kindern.

Die Eltern wollen es gar nicht glauben. Florence setzt sich jetzt freiwillig an ihren Schreibtisch und hat viel Spaß beim Malen. Sie produziert ein **Comic** nach dem anderen. Früher fielen ihr auch viele witzige Geschichten ein, sie hat sie aber nie aufs Papier gebracht. Dafür war sie zu ungeduldig und hektisch.

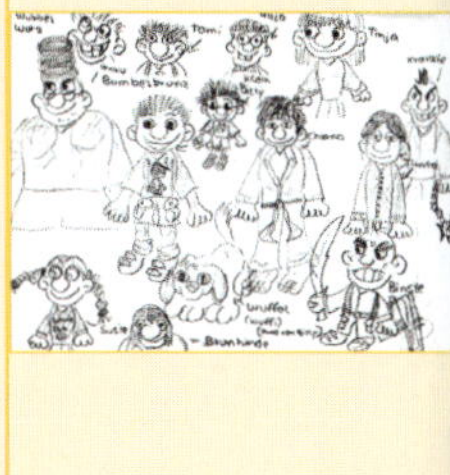

Es ist oft erstaunlich, welche Stärken zum Vorschein kommen und genutzt werden.

Kevin kann jetzt ein Buch von der ersten bis zur letzten Seite lesen. Er springt nicht mehr mit seinen Augen im Text herum, sondern bleibt eng auf der Zeile und behält, was er gelesen hat.

Jetzt kann er den Fall in seinem spannenden Krimi mit verfolgen und auch selbst Lösungen und Schritte des Kommissars vorausdenken. Es macht ihm einfach viel mehr Spaß und eröffnet ihm eine ganz neue Welt.

Die Wirksamkeit verschiedener Therapieformen wird seit Jahrzehnten wissenschaftlich untersucht. Es gibt eine Vielzahl von Studien zur medikamentösen Therapie.

Ein kleiner Einblick in die Welt der Wissenschaft

Schon 1996 wurden 161 Studien mit insgesamt 5988 ADS-Betroffenen von Spencer et. al. zusammengefasst.
Die Ergebnisse:

Spencer et. al. J. Am. Academy of Child and Adolescent Psychiatrie, 35: 4, April 1996

		Positive Wirkung
Vorschulkinder 144	Ritalin	gut bis sehr gut
Schulkinder 5403	Ritalin Amphetamin	über 70 %
Jugendliche 122	Ritalin	60-100 %
Erwachsene 230	Ritalin Amphetamin	54-über 70 %

Eine umfassende Studie aus dem Jahr 2000:

MTA-Studie: Multimodal Treatment Study of Children with ADHD:

Die Studie stellt in der Therapieforschung einen Meilenstein dar. Zu dieser MTA-Studie gibt es mittlerweile schon unzählige Publikationen und Kommentare. Hier eine kurze Zusammenfassung der wichtigsten Ergebnisse:

Es wurden 579 Kinder mit ADS mit Hyperaktivität (ADHS) im Alter von 7 bis 9 Jahren in die Studie aufgenommen. Die Patienten wurden per Zufall einer von 4 Behandlungsgruppen zugewiesenen und die Behandlungsdauer betrug insgesamt 14 Monate:

1. Medikamentöse Behandlung mit ausreichender und regelmäßiger Dosierung durch einen erfahrenen Arzt einschließlich eingehender Beratung (medical management)
2. Verhaltenstherapie des Kindes und ADS-Elterntraining
3. Verhaltenstherapie in Kombination mit medikamentöser Behandlung und regelmäßiger Beratung durch den Arzt
4. Behandlung durch einen nicht spezialisierten Arzt (Community Care)
   In dieser Gruppe erhielten 67% der Kinder eine medikamentöse Therapie, teilweise aber nicht in ausreichender und regelmäßiger, über den Tag verteilter Dosierung.

Die Methode 1 war am erfolgreichsten, wenn man ausschließlich die Kompensationen der Kardinalsymptome bei ADS betrachtet. Sie ist auch der Methode 2 überlegen, bei der nur Verhaltenstherapie und ADS-Elterntraining durchgeführt wurden. Die ADS-spezifischen Symptome verbesserten sich deutlich durch eine präzise medikamentöse Therapie und durch die kombinierte Behandlung. Methode 3 – die multimodale Therapie – war am erfolgreichsten, wenn ADS mit weiteren Problemen im Verhalten und der emotionalen Entwicklung auftrat. Da ADS bei den meisten Kindern mit diese weiteren Auffälligkeiten vergesellschaftet ist, **ist die multimodale Therapie, d. h. eine Kombination aus Verhaltenstherapie, ADS-Elterntraining und präziser Medikation mit fachärztlicher Begleitung, angesichts aller Auffälligkeiten bei ADS-Kindern am erfolgreichsten und weist eine hohe Effizienz auf.**

Welchen Unterschied können Sie unter der medikamentösen Behandlung feststellen?

Listen Sie dies einmal auf und besprechen es mit Ihrem Arzt.

Veränderungen seit der Gabe von Medikamenten:

MEINE NOTIZEN:

....

....

....

....

....

....

....

....

....

....

....

....

....

....

....

....

....

Die Mutter von Sofie hat sich eine Tabelle gemacht und die Einnahmezeiten des Medikaments mit aufgelistet:

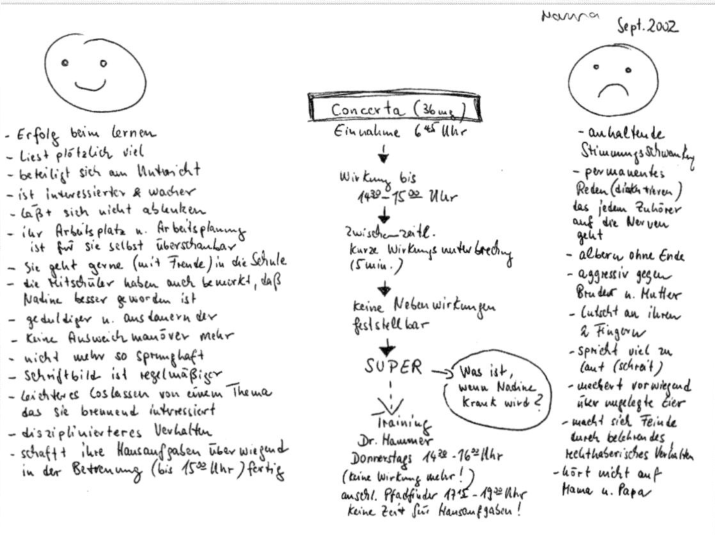

Bleiben Sie unbedingt mit der Lehrkraft im Kontakt und bitten Sie sie, Ihnen Rückmeldungen aus dem Unterricht zu geben. Es ist nicht immer empfehlenswert, direkt über das Für und Wider einer Medikation bei ADS zu diskutieren, da Lehrer mit der Beantwortung dieser Frage überfordert sind. Es ist nicht ihre Aufgabe, die Indikation für eine medikamentöse Behandlung zu stellen. Wichtig ist aber, dass Sie erfahren, wie sich Ihr Kind im Unterricht verhält, wie es sich beteiligt, ob die Aufmerksamkeit besser geworden ist, welche Hilfen beim Lernen umgesetzt wurden und was Sie noch zur Unterstützung beitragen können.

Als Gedächtnisstütze eine kurze Frageliste:

✓ **Wie ist die Konzentration?**

✓ **Sind die Hausaufgaben immer erledigt?**
Bitten Sie die Lehrer um eine sofortige Benachrichtigung, wenn diese nicht vollständig sind, damit Ihr Kind sie nachreichen kann und nicht erst am Ende des Halbjahres die Quittung in Form einer sehr schlechten Note bekommt.

✓ **Sind immer alle Materialien vorhanden?**

✓ **Wie ist das Verhalten im Unterricht, in der Pause und überhaupt in der Klassengemeinschaft?**

✓ **Beteiligt sie/er sich am Unterricht?**

✓ **Wie sind ihre/seine Leistungen?**

Dieses können Sie über einen Gespräch in der Elternsprechstunde klären, oder Sie bitten die Lehrerin kurze **Notizen** in ein Mitteilungsheft oder in das Hausaufgabenheft zu schreiben.

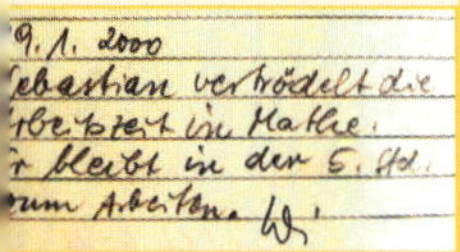
9.1. 2000
ebastian vertrödelt die
rbeitszeit in Mathe.
r bleibt in der 5. Std.
um Arbeiten.

Einige Lehrer sind auch bereit, Ihnen in regelmäßigen Abständen kurze Checklisten auszufüllen.

Die einzelnen Fachlehrer von Kai geben sich viel Mühe und füllen in regelmäßigen Abständen folgende Liste aus:

Rückmeldung aus der Schule

Name des Schülers: Kai M.

Fächer		Deu	Mat	Engl	Fran	Bio	Phys	Erdk	Mu	Reli	Spo
Erledigen d. Hausaufgaben	sorgfältig	x	x			x					
	oberflächlich						x	x			
	nicht erledigt			1x	2x					x	
Mitbringen von Arbeitsmaterial	regelmäßig	x	x			x	x	x			
	unregelmäßig			x	x						
	selten/fehlend										
Mündl. Mitarbeit im Unterricht	aktiv		x				x				
	gelegentlich	x		x		x		x	x		
	selten				x					x	
Selbständiges Arbeiten im Unterricht	gelingt meist		x	x	x	x	x	x	x		
	gelingt manchmal	x									
	gelingt selten										
Störungen des Unterrichts	so gut wie nie		x				x				
	gelegentlich	x		x	x	x		x	x		x
	massiv									x	
Leistungstendenz	aufsteigend										
	gleich bleibend	x	x	x		x	x	x	x	x	
	abfallend				x						

Die Tabelle zum Ausfüllen für die Lehrerin Ihres Kindes können Sie auf unserer Homepage www.opti-mind.de als pdf ausdrucken.

In den regelmäßigen Kontrolluntersuchung schauen wir uns die Veränderungen in der Verhaltenssteuerung wie auch der Aufmerksamkeitsfunktionen und der Info-Verarbeitung an.

Im ärztlichen Gespräch wird immer wieder klar, dass natürlich nicht alle Probleme weggezaubert sind. Es wird zusammen überlegt, welche Hilfen Erfolg versprechen, wie zusätzlich der Punkteplan eingesetzt werden kann, das Zeitmanagement verbessert wird, Lernstrategien angewendet und emotionale Probleme reduziert werden.

Auch wenn vieles schon unter der Medikation besser klappt, gibt es immer noch Zeiten, die anstrengend sind.

Auch wenn vieles schon unter der Medikation besser klappt, gibt es immer noch Zeiten, die anstrengend sind. Da das Medikament meist erst zum Frühstück gegeben wird und auch nur bis in den Nachmittag wirkt, verändert es kaum die Eigenorganisation und Selbstständigkeit z. B. beim Anziehen morgens und abends. Dies müssen Eltern wissen und sich darauf einstellen.

Wie sollen die Medikamente gegeben werden?

Jedes ADS-Kind wird individuell medikamentös behandelt. Dies muss mit Ihrer Ärztin/Ihrem Arzt abgestimmt sein. Dabei ist zu berücksichtigen, dass die verschiedenen Präparate eine unterschiedlich lange Wirkdauer haben.

Die Wirkdauer ist unterschiedlich lang:

Ritalin®-, Medikinet®-, Equasym®-Tablette:	ca. 3-4 Std.
Ritalin SR®- Tablette:	ca. 6 Std.
Concerta®-Kapsel:	ca. 10 Std.
Amphetaminsulfat-Saft:	ca. 5 Std.

Dies bedeutet, dass z.B. Ritalin® oder Medikinet® in der Regel dreimal am Tag eingenommen werden muss. Ritalin SR® ist ein länger wirkendes Präparat, so dass nach Einnahme einer Tablette die

Wirkung bis mittags anhält. Es wird dann nachmittags oft kombiniert mit Ritalin® oder auch RitalinSR®. Concerta® braucht man nur einmal morgens einzunehmen, um eine Wirkung über den Tag verteilt zu erzielen. Amphetaminsulfat-Saft wird in der Regel morgens und mittags gegeben. In welcher Dosierung die einzelnen Medikamente nötig sind, wird die behandelnder Arzt mit Ihnen detailliert besprechen.

Bei manchen ADS-Kindern spricht Methylphenidat wie Ritalin®, Medikinet® oder Equasym® sehr gut an, aber scheinbar nicht durchgehend. Die Lehrerin ist völlig überrascht: Im Unterricht ist Ihr Kind plötzlich aufmerksam, macht keinen Quatsch mehr, schwätzt weniger und beteiligt sich mit guten Beiträgen. Es gibt keinen Ärger mehr in der Pause und alle Arbeitsblätter sind vollständig. Nur mittags, wenn es nach Hause kommt, gibt es wieder Motzerei und Geschrei. Es scheint noch geladener als früher zu sein, so dass Sie zunächst denken, die Medikamente bewirken genau das Gegenteil oder sind überhaupt nicht wirksam.

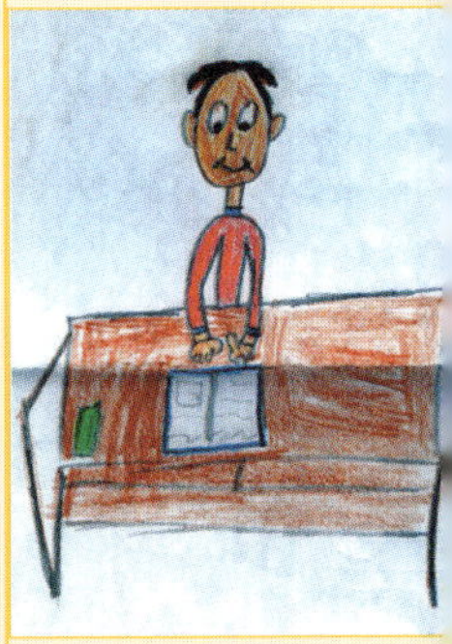

Was ist passiert? Wir haben morgens nach Einnahme der Tablette die gewünschte Wirkung und nach ca. 3-4 Stunden scheinbar eine Verschlimmerung des Verhaltens. Diesen Effekt nennen wir „Rebound", der selten, aber gerade bei sehr guten Responser (ADS-Kinder, die sehr gut auf die Medikation ansprechen) zu beobachten ist. Diese Kinder sind in der Zeit, in der die Wirkung des Medikaments rasch nachlässt, für kurze Zeit besonders gereizt. Solche ADS-Kinder müssen dann auf ein länger wirkendes Präparat, wie z.B. Ritalin SR® oder Concerta® umgestellt werden. Unter dieser Medikation tritt kein gravierender Rebound-Effekt auf.

An diesem Beispiel wird Ihnen deutlich, wie wichtig eine Rückmeldung der Lehrkraft ist. Sie würden eventuell die Medikation als unwirksam beurteilen, weil Ihr Kind vielleicht nur morgens um 8 Uhr eine Tablette genommen hat, die max. 4 Stunden wirkt. Mittags können Sie natürlich keine positive Wirkung mehr erwarten, wenn nicht gegen 11 Uhr eine Tablette nachgegeben wird, oder ein langwirkendes Präparat verschrieben wurde.
Bei der Diskussion um die Wirksamkeit der Medikation muss man sich auch darüber klar sein, was man überhaupt an positiven Veränderungen erwarten kann. Sie haben schon erfahren, dass sich bei ADS-Kindern die Aufmerksamkeitsfunktionen und die Info-Verarbeitung verbessern können. Es ist ein Trugschluss anzunehmen, dass alle Schulprobleme nur mit einer Tablette zu lösen sind oder dass die Lernmotivation schlagartig in die Höhe schnellt. Die Lernmotivation wird erst dann besser, **wenn wieder Erfolgserlebnisse auftauchen**, und das regelmäßige Üben belohnt wird.

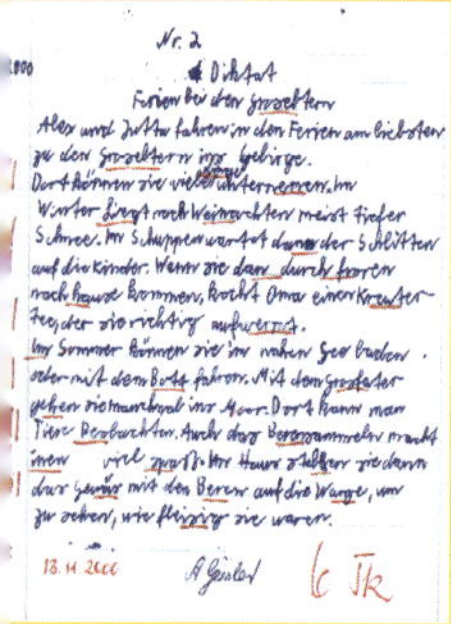

Bei Lukas freuen sich alle über die Fortschritte in seinem Arbeitsverhalten und in der Verhaltenssteuerung. Allerdings bleibt das **Diktat-Schreiben** immer noch sehr anstrengend. Durch seine bessere Konzentration vermeidet er jetzt zumindest Regelfehler in der Groß- und Kleinschreibung. Er denkt auch öfters an die I-Punkte und Kommata. Seine Fehlerquote ist reduziert, aber er hat immer noch eine Rechtschreib-Störung, die er durch intensives Training und zusätzliche Anstrengung besser kompensieren lernt.
In den ADS-Seminaren oder den Gesprächen in der Praxis wird von vielen Eltern diskutiert, ob es nicht besser sei, möglichst die niedrigste Dosierung zu geben oder die Medikamente am Wochenende wegzulassen.

Grundsätzlich gilt, **dass für jedes ADS-Kind die individuelle Dosierung herausgefunden werden muss.** Wenn das Medikament zu niedrig dosiert ist, wird es keine Verbesserung in den Aufmerksamkeitsfunktionen und der Info-Verarbeitung zeigen, so dass man sie auch vollständig weglassen kann. Wenn man sich zu einer medikamentösen Therapie entschlossen hat, und sie nötig ist, dann ist eine regelmäßige Einnahme und auf keinen Fall eine Einnahme „nach Bedarf" angebracht. Die Medikation ist nicht ausschließlich für die Schulzeit gedacht, sondern das ADS-Kind soll grundsätzlich auch außerhalb der Schule mehr mitbekommen, besser zuhören können, weniger impulsiv reagieren und die Wahrnehmungs-Verarbeitung der Situation besser anpassen können.
Dies ist sowohl für die Hausaufgaben als auch in der Freizeit wichtig. Sie können dadurch in allen Lebensbereichen adäquate Handlungsabläufe üben und Kompensationsstrategien lernen.

Für jedes ADS-Kind muss eine individuelle Dosierung herausgefunden werden.

Mit den Kindern und Jugendlichen sollte der Stellenwert der Medikation altersgemäß besprochen werden. Es sind keine „Lieb-mach-Pillen" und auch keine „Schlau-mach- Pillen", sondern sie verbessern die Konzentration. Medikamente verändern auch nicht die Persönlichkeit und individuellen Begabungen des Kindes.

Für ADS-Kinder muss klar sein, dass die gelungene Englischarbeit ihr eigener Verdienst ist und nicht der der „Pille". Ältere ADS-Kinder und Jugendliche können uns oft schildern, dass sie sich durch die Tablette oder Kapsel viel besser konzentrieren können, mit den Gedanken nicht immer abschweifen und sich an Gelerntes besser erinnern. Natürlich zaubert die Pille

nicht die englischen Vokabeln ins Heft, sondern sie haben sie vorher gelernt und im Gedächtnis verankert. Mit ausreichender Konzentration klappen das Abspeichern und das Wiederaufrufen der Information aus dem Gedächtnis eben besser.
Wenn mit den Kindern und Jugendlichen diese Zusammenhänge nicht geklärt werden, entwickeln sie manchmal merkwürdige Vorstellungen.

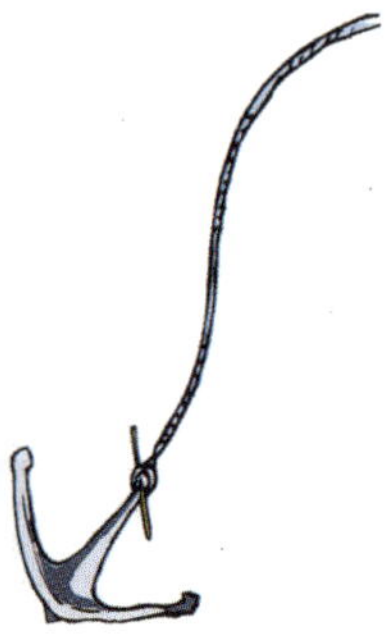

Wie bei Christian: Er hat die Idee, dass er die Pillen nur für Klassenarbeiten braucht. Dies ist natürlich unsinnig, weil die Aufmerksamkeit nicht nur punktuell verbessert werden soll. Das Ziel sollte dagegen sein, bessere Voraussetzungen für die Wahrnehmungs-Verarbeitung zu bekommen, um dann auch effektive Lernstrategien einsetzen zu lernen. Erst dann wird er seine Fähigkeiten umsetzen können und die Noten in seinen schriftlichen Arbeiten verbessern.

Wenn der Therapiebaustein Medikation nötig ist, dann ist nur eine regelmäßige Einnahme sinnvoll.

Kinder und Jugendliche schauen auch Fernsehsendungen, in denen irgendwelche Angst machende Meldungen über diese Medikamente verbreitet werden. Sie brauchen einen Ansprechpartner, mit dem sie über ihre Sorgen und Gedanken sprechen können. Dabei können Missverständnisse aus dem Weg geräumt werden.

Mit welchen unerwünschten Wirkungen müssen Sie rechnen?

Wenn eine medikamentöse Therapie diskutiert wird, müssen Sie sich ebenfalls über die Risiken und die Nebenwirkungen informieren. Es gibt in den Medien geradezu ideologische und sehr kontroverse Meinungen zum Thema „Psychopille“ für Kinder. In Zeitschriften, Fernsehsendungen und auch im Internet lassen sich Gegner einer solchen Therapie immer wieder Horrorgeschichten einfallen. Dies scheint derzeit populär zu sein und sorgt vielleicht für höhere Einschaltquoten als nüchterne, wissenschaftlich fundierte Informationen zum Thema. Einige Eltern berichten, dass sie ständig Kommentare und Vorwürfe erhalten, wenn andere nur mitbekommen, dass ihr Kind Medikamente einnimmt. Dies bedeutet für viele eine große zusätzliche Belastung. In den Köpfen anderer haben Sie nicht nur als Eltern und Erzieher versagt, sondern „vergiften“ auch noch Ihr Kind.

Wenn Ihnen ähnliches widerfährt, informieren Sie sich möglichst umfassend. Über eine Medikation sollten Sie mit einem Arzt diskutieren, der ADS-Kinder behandelt und alle Bausteine der multimodalen Therapie bei ADS kennt. Er kann mit Ihnen zusammen die Notwendigkeit und das Für und Wider der Medikation abwägen.

Wissenschaftler und Ärzte, die ADS-Kinder verantwortungsvoll behandeln, bestätigen Ihnen, dass diese Medikamente in der Regel gut vertragen werden und wenig Nebenwirkung haben.

Wissenschaftler und Ärzte, die ADS-Kinder verantwortungsvoll behandeln, bestätigen Ihnen, dass diese Medikamente in der Regel gut vertragen werden und wenig Nebenwirkung haben. Voraussetzung für eine solche Behandlung sind ausführliche Gespräche und Untersuchungen, damit die Diagnose ADS und die Indikation zur medikamentösen Behandlung sicher gestellt werden. Das sollte - wie bei allen anderen Störungen und bei jeder Therapieüberlegung - eigentlich eine Selbstverständlichkeit sein.

Nun zu den Nebenwirkungen:

Die **Appetitstörung** ist die häufigste Nebenwirkung. In der Wirkzeit wird der Appetit bei einigen Kindern gebremst, und sie mögen kein Pausenbrot oder essen mittags nur wenig. Die meisten ADS-Kinder stellen ihr Essverhalten um und gewöhnen sich daran, abends ihre Hauptmahlzeit mit vielen Kohlenhydraten zu sich zu nehmen.

Stellen Sie sich trotzdem die Frage: Wie hat Ihr Kind vor der Medikation gegessen? Viele ADS-Kinder haben auch in der Geschmacks- und Geruchswahrnehmung Besonderheiten und mögen deshalb viele Nahrungsmittel überhaupt nicht. Sie würden am liebsten nur Spaghetti, Pizza oder Pommes auf ihrer Speisekarte sehen. Sie essen oft auch ohne Medikation nicht besonders gut und auch nicht alles, was auf den Tisch kommt. Diskutieren Sie nicht über Essen, sondern achten Sie nur darauf, dass Ihr Kind an Mahlzeiten teilnimmt, etwas isst und seine Hauptkalorienmenge abends bekommt. Bei Ihrem Arzt werden regelmäßige Kontrollen von Gewicht, Länge und Blutdruck durchgeführt, so dass Sie zusammen eine Risikoabwägung der Medikation machen können.

Eine Appetitstörung ist die häufigste Nebenwirkung

Selten wird in den ersten Tagen nach „Einschleichen der Medikation" über **Unwohlsein mit Übelkeit** geklagt. Diese Symptome verlieren sich in der Regel wieder. Die immer wieder beschriebenen **Schlafstörungen** werden durch Stimulanzien meist nicht verstärkt. Manchmal fällt es den Eltern nur stärker auf, denn viele ADS-Kinder haben auch ohne Medikamente Schlafstörungen, besonders beim Einschlafen.

Tic-Störungen können durch Stimulanzien aktiviert werden und häufiger auftreten, aber auch günstig beeinflusst werden. Tic-Erkrankungen treten bei ADS-Kindern auch unabhängig von der Medikation gehäuft auf.

Sehr selten treten **depressive Verstimmungen** oder Ängste auf. Manchmal sind ADS-Kinder traurig, nicht weil die Medikation die Stimmung direkt verändert, sondern sie nehmen sich und die Reaktionen ihrer Umwelt bewusster wahr. Früher waren sie so unruhig und sprunghaft, dass sie auch dieses nicht im vollen Umfang mitbekommen oder auch wieder schnell vergessen haben. Sie registrieren jetzt vielleicht, dass sie Außenseiter sind und durch ihr Verhalten andere vor den Kopf gestoßen haben. Sie brauchen oft zusätzlich eine regelmäßige therapeutische Begleitung, um Kommunikation besser beherrschen zu lernen und ein gutes Selbstwertgefühl zu entwickeln.

Eine frühzeitige und ausreichende Behandlung von ADS-Kindern beugt einer Suchtentwicklung vor.

Allen Eltern brennt natürlich die Frage nach der **Suchtgefährdung** am meisten auf den Nägeln. Sie sind verunsichert, weil die Verordnung von Stimulanzien in Deutschland dem Betäubungsmittelgesetz unterliegt und ein besonderes Rezeptformular - ein BTM-Rezept - ausgefüllt werden muss. In einer Vielzahl wissenschaftlicher Studien wird die Frage „Kann Methylphenidat zur Abhängigkeit führen?“ mit einem klaren Nein beantwortet.

Im Gegenteil, wir wissen mittlerweile durch wissenschaftliche Untersuchungen, dass eine frühzeitige und ausreichend gute Behandlung von ADS-Kindern einer Suchtentwicklung vorbeugen und sie verhindern kann.

Auch Spekulationen über Spätfolgen oder unerwünschte neurologische Veränderungen sind ungerechtfertigt.

[**Weitere Informationen, wissenschaftliche Erkenntnisse und Beispiele können Sie in unseren Büchern „Das ADS-Buch“ und „ADS. Das Erwachsenen-Buch“ (ObersteBrink) nachlesen.**]

Bei allen Zweifeln gegenüber der Medikation bei ADS sollte man sich natürlich auch die Frage stellen, welche Risiken man eingeht, wenn sich die ADS-Problematik nicht ausreichend gut kompensiert, und wenn man nicht alle therapeutischen Bausteine zur Unterstützung einsetzt. Leider ist dann das Risiko groß, dass sich zusätzliche psychische Probleme und Erkrankungen entwikkeln.

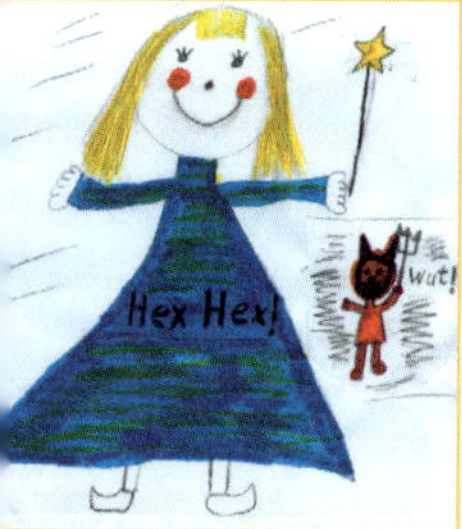

ADS-Kinder sind oft sehr sensibel und leiden unter ihrer Problematik. Sie brauchen Unterstützung, einige auch die Medikation, um besser aufpassen zu können und weniger impulsiv zur reagieren.

Pia hat dieses **Bild** gemalt. Sie wünscht sich nichts sehnlicher, als ihr Wutteufelchen endlich einmal besser im Griff zu haben.

Manchmal können ADS-Kinder und ADS-Jugendliche die Wirkung der Medikation gut beschreiben. Einige kommentieren dies nur indirekt. Es gibt auch ADS-Kinder, die überhaupt keine Unterschiede mit oder ohne Medikation registrieren. Die Wirkung stellen dann eventuell nur die Lehrkräfte und die Eltern fest.

Kommentare von Kindern und Jugendlichen:

- ✓ Sebastian hat ADS mit Hyperaktivität. Erst ist 8 Jahre alt und nimmt seit einem Jahr das Medikament Ritalin®: „Ich merke bei mir selber nichts, aber die andern sind alle viel netter geworden".

- ✓ Dennis 7 Jahre alt (ADS mit Hyperaktivität) und seit fünf Monaten Medikation: „Ich bin so froh, dass das Gewitter in mir weg ist."

- ✓ Peter, 13 Jahre alt hat ADS ohne Hyperaktivität: „Ohne Medikament fühle ich mich ständig wie im Nebel. Jetzt bekomme ich endlich mehr um mich herum mit."

- ✓ Caroline, fast 6 Jahre alt (ADS mit Hyperaktivität) bekommt eine sehr niedrige Dosis von Amphetaminsulfat-Saft: „Die Lara hat gesagt, es ist toll, dass du jetzt so schön spielen kannst und nicht immer bestimmen willst".

- ✓ Yannis, 10 Jahre alt (ADS mit Hyperaktivität) nimmt seit einigen Wochen das langwirkende Medikament Concerta® nur morgens ein: „Jetzt sagt keiner mehr Pillenfresser zu mir, und ich fühle mich nicht mehr so hoch und runter".

- ✓ Cornelia, 13 Jahre (ADS ohne Hyperaktivität): „Meine Lehrer können es nicht fassen und ich auch nicht. Ich lerne genauso viel wie vorher, aber anstatt Noten von vier bis sechs, schreibe ich jetzt nur noch Noten von zwei bis drei."

✓ Carmen, 12 Jahre alt (ADS mit Hyperaktivität) kommentiert: Früher habe ich mich oft mies gefühlt, weil ich in der Schule nichts geregelt bekommen habe, oft ein „Brett vor dem Kopf" hatte und vor allen Dingen immer unter Dampf stand. Ich habe mich mit jedem angelegt, musste einfach immer explodieren. Schon bei Kleinigkeiten war ich relativ verzweifelt. Mir hat es schon viel gebracht, zu wissen, warum ich immer so ein Chaos im Kopf habe, und was ich dagegen tun kann.

Aber umsetzen kann ich diese Tipps erst, seit ich die Medikamente regelmäßig nehme. Es ist zwar blöd täglich Tabletten zu schlucken, aber ich merke, dass ich im Unterricht mehr mitbekomme, besser zuhöre und meine Gedanken nicht so extrem schnell weg sind. Ich muss nicht mehr ständig schwätzen und bekomme mittlerweile auch lästige Dinge wie Hausaufgaben besser geregelt. Sie dauern nicht mehr den ganzen Nachmittag. Natürlich finde ich Vokabel-Lernen immer noch ätzend, aber ich teile es mir jetzt richtig ein und kann sie auch besser behalten. Zum Glück habe ich jetzt mehr Zeit, wieder Sport zu machen und in meine Theater-AG zu gehen.

Mir hat es schon viel gebracht, zu wissen, warum ich immer so ein Chaos im Kopf habe und was ich dagegen tun kann.

ADS - Problematik – gut kompensiert

Wenn vieles besser klappt, sich die ADS-Problematik gut kompensiert, macht sich das nicht nur im Verhalten und beim Lernen bemerkbar, sondern auch im Zeugnis.

Hier ein Beispiel:

Felix ist ein ADS-Kind und hat gerade die 1. Klasse abgeschlossen. In seinem Zeugnis werden typische Probleme, aber auch seine Cleverness beschrieben.

Vorher:

✓ Felix hat sich zwar an den Schulalltag gewöhnt. Oft fällt es ihm jedoch schwer, sich an Regeln und Ordnungen zu halten, und er kann aggressives Verhalten gegenüber den Mitschülern nicht immer vermeiden.

✓ Felix fasst Arbeitsaufträge rasch auf und kann sie selbstständig und zügig erledigen. Es fällt ihm jedoch schwer, sich über längere Zeit zu konzentrieren. Er will schnell fertig werden und macht deshalb oft Flüchtigkeitsfehler. Seine mündliche Mitarbeit ist schwankend. Er ist phasenweise sehr unaufmerksam, hört nicht zu und stört den Unterricht. Seine Hausaufgaben sind häufig unvollständig.

Nach Diagnostik und Therapie:

✓ Felix hat sich im letzten halben Jahr äußerst positiv entwickelt. Er ist jetzt einer der aufmerksamsten und fleißigsten Schüler, der immer ansprechbar ist und sich rege am Unterricht beteiligt.

✓ Sein aggressives Verhalten ist verschwunden, und er erledigt alle gestellten Aufgaben zügig und sehr sorgfältig.

✓ Felix ist in der Rechtschreibung recht sicher und hat in den letzten Diktaten nur wenige Fehler gemacht.

✓ Im Sachunterricht zeigt er sich äußerst interessiert und bereichert diesen durch Kenntnisse, die er außerhalb des Unterrichts erworben hat.

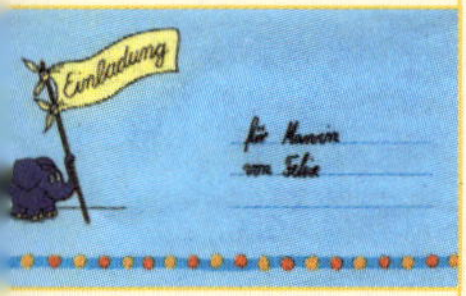

Marvin freut sich am meisten über die letzten **Einladungen** zu Geburtstagsfeiern von Klassenkameraden. Früher ist er nie eingeladen worden. Er hat zwar kommentiert, „Die sind eh blöd, ist mir doch egal!“, aber geärgert hat es ihn schon. Er darf jetzt in der Pause mit Fußball spielen und es gibt keine großen Streitereien mehr.

Alena kann sehr differenziert schildern, dass die Gedanken in ihrem Kopf ständig hin und her springen, sie sich immer hektisch fühlt und kaum einen Gedanken zu Ende denken kann.

Ich habe das Gefühl, dass nur Chaos in meinem Kopf ist. Am schlimmsten ist es abends, wenn ich eigentlich einschlafen möchte. Das klappt einfach nicht, weil sich ständig neue Gedankenfetzen breit machen und ich nur noch das Gefühl habe, dass ich noch einmal einen ganzen Tag brauchen würde, um alles das zu machen, was mir dann gerade in den Sinn kommt.

Alena zeichnet ihr **Gedankenchaos**:
Nachdem sie gelernt hat, Checklisten zum Erledigen von Aufgaben zu schreiben und ihren Wochenplaner konsequent einsetzt, erledigt sie mittlerweile ihre Hausaufgaben vollständig und ihr Ranzen ist nachmittags schon fertig gepackt. Ihr bleiben zumindest jetzt die Gedanken an Schule und unerledigte Hausaufgaben abends erspart. Sie fühlt sich sehr viel ausgeglichener und kann sich jetzt Zeit nehmen, abends zur Entspannung zu malen. Dies ist eine besondere Begabung von ihr. Sie zeichnet ganze Geschichten und kann dabei ihre Gedanken besser sortieren.

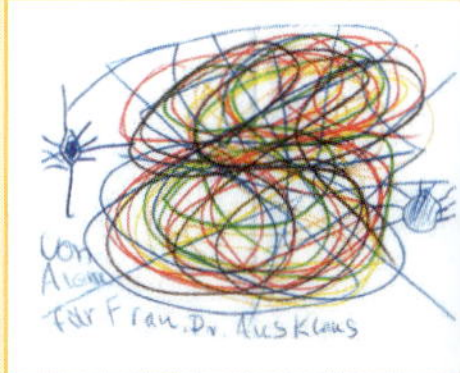

Philipp kommentiert die positive Entwicklung so:

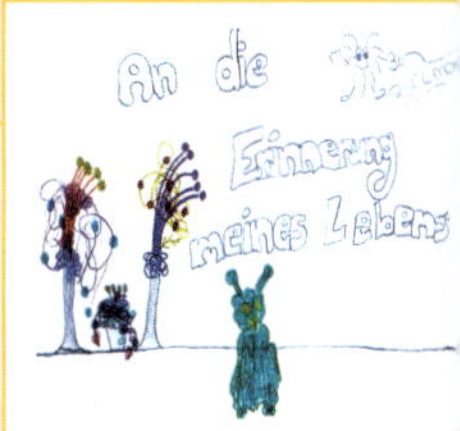

Fast alle sind jetzt begeistert von mir. Sie merken, dass ich nicht nur der böse und unruhige Philipp bin, der ständig den Unterricht stört, Streit sucht und Lehrer ärgert, sondern dass ich jetzt ruhig auf meinem Stuhl sitzen kann und mich sogar öfters melde. Ich bekomme plötzlich mit, was im Unterricht passiert, kann zuhören und lasse mich nicht durch alles Mögliche ablenken. Ich werde jetzt von meinen Mitschülern auf Geburtstagspartys eingeladen. Ich habe richtige Freunde, mit denen ich mich nachmittags treffe. Zur Krönung des Ganzen: Ich bin in diesem Schuljahr zum stellvertretenden Klassensprecher gewählt worden!

Sophies Geschichte:

Bei der Erstvorstellung in unserer Praxis mit 11 Jahren besuchte Sophie die 6. Klasse eines Gymnasiums. Es wurden damals viele stressige Situationen und Zukunftssorgen von ihr und ihrer Mutter geschildert: „Jeden Tag quengelt sie bei den Hausaufgaben herum und dies ist milde ausgedrückt. Es gibt eigentlich immer Streit, auch schon, wenn sie kleine Haushaltspflichten erledigen soll oder ich Vokabeln abhören will. Unser Alltag besteht nur aus Ermahnungen, Schwindeleien und Kämpfe um alles."

Unser Alltag besteht nur aus Ermahnungen, Schwindeleien und Kämpfe um alles

Die Mutter ist erschöpft und möchte professionelle Hilfe. Am meisten wünscht sie sich, dass Sophie wieder Spaß an der Schule und am Lernen bekommt, wie das früher einmal bei ihr war, und dass man ihr den ständigen Frust ersparen kann. Sophie ist eigentlich ehrgeizig und hat auch immer gute Vorsätze, nur das Umsetzen klappt überhaupt nicht. Besonders Mathe fällt ihr sehr schwer und sie ist in letzter Zeit bei allen schriftlichen Arbeiten völlig blockiert. Obwohl sie viel geübt hat und den Stoff zuhause beherrscht, verhaut sie viele schriftliche Arbeiten. Sie ist mündlich deutlich besser als schriftlich, auch wenn ihre Konzentration von den Lehrkräften immer bemängelt wird. Der Unterricht muss schon sehr spannend sein, damit sie mitmacht, aufpasst und nicht ständig schwätzt. Sie ist extrem ablenkbar und bekommt alles in der Klasse mit, jedoch häufig nicht das Wichtigste vom Unterricht. So stand jetzt in den ersten drei Wochen keine einzige Zeile in ihrem Matheheft. Zuhause konnte man natürlich nicht nacharbeiten oder üben, weil sie im Matheunterricht geistig überhaupt nicht anwesend war und sich keine Notizen gemacht hatte. Auch wenn Sophie es selbst nicht immer realisiert, ahnen die Eltern schon, dass sie so die 6. Klasse nicht schaffen wird.

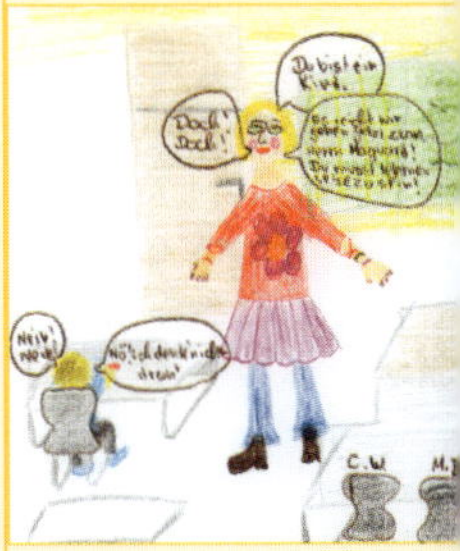

Sophie beschreibt ganz treffend, dass sie die Hälfte des Unterrichts überhaupt nichts mitbekommt. Ihr ist einfach langweilig und sie schaltet ab. Wenn sie sich selbst zwingt und ihren „inneren Schweinehund“ überwinden will, indem sie sich vorsagt, „Pass jetzt auf!" geht es eine Zeit lang gut, nur dann driftet sie schnell wieder weg. Selbstdisziplin ist für sie sowieso schwierig, deshalb gibt es auch ständig Stress zuhause. Sie kann mit unbequemen Aufgaben wie Hausaufgaben oder Tisch decken überhaupt nicht starten. Sie schiebt alles endlos vor sich her, gerät dann aber unter Zeitdruck und ist schließlich gereizt. Sie tobt, weil sie überhaupt keine Freizeit mehr hat. Aber leider lernt sie nicht aus ihren Fehlern. Sie ist eigensinnig, stur und explodiert sofort. Am schlimmsten ist, dass sie sich nicht helfen lässt und keine Kritik annimmt. Sie kommentiert dann nur „Lasst mich in Ruhe! Das ist mir doch alles egal“.

Andererseits beschreibt die Mutter sie als sehr begeisterungsfähig, pfiffig und einfach toll in ihrer Spontaneität. Sie ist auch eine sehr erfolgreiche Turmspringerin. Bei Wettkämpfen hat sie überhaupt keine Ängste, sie kann sich sogar auf ihre Sprünge besonders gut konzentrieren.

Während der Diagnostik und in der neuropsychologischen Testung wird sehr deutlich, dass sie eine ausgeprägte ADS-Problematik hat, so dass sie nicht nur impulsiv reagiert, sondern auch sehr oberflächlich und flüchtig arbeitet. Sie ist viel zu hektisch, übersieht Details und macht viele Fehler. Sie verliert schnell den Überblick, hat große Probleme systematisch und unter Zeitdruck zu arbeiten. In allen Aufmerksamkeitsfunktionen schneidet sie schlecht ab.

Andererseits beschreibt die Mutter sie als sehr begeisterungsfähig, pfiffig und einfach toll in ihrer Spontaneität.

Zusätzlich zeigen sich deutliche Versagensängste und ein relativ niedriges Selbstbewusstsein. Dies vermutet man bei ihr anfangs nicht so sehr, weil sie sehr forsch auftritt und auch sagt, was sie will. Aber sie traut sich insgesamt sehr wenig zu. Sie kann ihre Ängste bei Arbeiten gut beschreiben. Sie möchte im Lotto gewinnen, um dann jemand einzustellen, der als Sekretärin ihre Hausaufgaben erledigt. Am liebsten würde sie Schule abschaffen, weil sie ihr jeglichen Spaß am Leben raubt.

Sophie wünscht sich, ihre Probleme besser im Griff zu bekommen, und dass sie vor allen Dingen weniger Stress mit ihrer Mutter hat.

Sophie wünscht sich, ihre Probleme besser in den Griff zu bekommen, und dass sie vor allen Dingen weniger Stress mit ihrer Mutter hat.

Sie ist sehr wissbegierig, möchte viel über ADS und die Besonderheiten wissen und fragt sehr viel nach. Sie ist ehrgeizig und versucht viele Tipps auszuprobieren. Sie nimmt sich für den Unterricht vor, sich in der Stunde mindestens drei- bis fünfmal zu melden. Sie führt darüber eine Strichliste. So kann sie besser dem Unterricht folgen und ist nicht zu schnell mit ihren Gedanken woanders. Auch wenn sie nicht immer von den Lehrkräften aufgerufen wird, hat sie ihre eigene Bilanz. Die Lehrkraft gibt ihr die Rückmeldung, dass ihr Engagement registriert wird.

Die Medikation ist bei Sophie neben einem ADS-Training nötig, weil ihre Konzentrationsschwäche und Sprunghaftigkeit ihr weiterhin sehr im Weg stehen. Obwohl sie sich sehr bemüht, schafft sie es ohne die Medikation nicht, die Tipps aus dem Training ausreichend gut umzusetzen. Von der Wirkung des Medikaments ist sie selbst völlig überrascht:

In einem Brief schreibt sie Folgendes:

Ich finde vieles nicht mehr so schlimm. Klavierspielen oder In-die-Schule-gehen waren früher ätzend, jetzt macht es sogar etwas Spaß. Ich bekomme alles mit und muss nicht mehr so viel quatschen. Das Einzige ist, dass man es wollen muss, sonst klappt gar nichts, auch nicht mit Tabletten. Wenn ich Hausaufgaben mache, versuche ich nicht aufzustehen, zur Toilette zu gehen oder ein Glas Saft zu holen. Ich habe mir angewöhnt, dies alles vorher zu machen und mir dann den Wecker zu stellen. Der zeigt mir an, dass ich zwanzig Minuten am Schreibtisch sitzen bleibe und konzentriert meine Arbeiten erledige. Ich merke, dass ich nicht mehr so ablenkbar bin, und ich meine Gedanken auch besser zusammenhalten kann. Die Hausaufgaben sind dann meistens nach einer Stunde erledigt.

Einige Opfer muss man bringen, z.B. ein Hausaufgabenheft ausfüllen, sich an feste Hausaufgabenzeiten halten und sofort danach den Ranzen für den nächsten Tag packen. Das finde ich auch immer wieder lästig, aber seitdem ich das so mache, habe ich noch keinen Strich für vergessene Hausaufgaben oder sonstige Sachen kassiert. Außerdem brauche ich dann weniger für die Arbeiten zu lernen. Wenn ich die Hausaufgaben nicht wie früher im Bus von jemand abschreibe, sondern selbst erledigt habe, macht es mir ein gutes Gefühl. Abschreiben auf den letzten Drücker bedeutet Stress und auch Angst, erwischt zu werden. Mir wird jetzt auch irgendwie klarer, was ich im Unterricht nicht gut verstanden habe. Vorher war das ein ganzer Salat von irgendwelchen Matheaufgaben. Jetzt weiß ich schon an welcher Stelle ich jemanden fragen muss. Außerdem hat die elende Schieberitis ein Ende. Mit dem Medikament fühle ich mich sicherer und wohler. Ich laufe nicht mehr so zerstreut und geladen durch die Welt. Und außerdem freue ich mich, dass ich in der Schule fast alles verstehe und gute Arbeiten schreibe. Ich habe auf meinem letzten Zeugnis – in der 6. Klasse – nur die Noten 2 und 3 stehen. Das ist super klasse!“

Carlos Mutter beschreibt den Weg bis zur Diagnose und Therapie:

Unser Familienleben mit unserem Wunschkind Carlo hatten wir uns eigentlich anders vorgestellt. Obwohl wir alle Voraussetzungen für ein glückliches Familienleben geschaffen hatten – intakte Familie, eigenes Haus mit großem Garten, ruhiges Leben auf dem Dorf – entwickelte sich Carlo nicht so, wie wir uns das vorgestellt hatten.
Er brachte unser Leben durcheinander, so dass wir verzweifelt waren und nicht mehr weiter wussten. Ohne professionelle ärztliche und psychologische Hilfe hätten wir es wohl nicht geschafft, die Probleme in den Griff zu bekommen.

Irgendwie verhielt sich Carlo schon als Kleinkind anders. Er hörte nie zu, wenn es darauf ankam, er war sprunghaft und konnte wenig mit seinem Spielzeug anfangen. Außerdem zeigte er ausgeprägte Trotzphasen. Dennoch war er ein aufgewecktes Kerlchen, das man lieb haben musste.

Die Kindergartenzeit war bereits sehr problematisch.
Er konnte sich nicht in die Gruppe integrieren, störte im Stuhlkreis, indem er seinen Stuhlnachbarn ärgerte oder

petzte. Wo er auftauchte, gab es Ärger, weil er sich nicht in das Spiel der anderen Kinder einfinden konnte. Jedes Mal, wenn ich ihn vom Kindergarten abholte, musste ich mir von den anderen Kindern oder Erzieherinnen anhören, wie böse Carlo heute wieder gewesen war.

So wurde er bald zum Außenseiter und hatte keine Freunde mehr. Mein Mann und ich überlegten, was wir bei unserer Erziehung falsch machten. Die Nachbarn und Freunde meinten, wir sollten doch strenger mit ihm sein und härter durchgreifen.

Zu anderen Kindern konnten wir ihn kaum zum Spielen schicken, denn schon nach kurzer Zeit kam er wieder nach Hause. Meist wurde er heimgeschickt, weil er sich nicht an die Spielregeln halten konnte. Mit mehreren Kindern zusammen klappte das Spielen überhaupt nicht. Deshalb lud ich öfters mal Kinder zu uns nach Hause ein, aber dann musste ich immer dabei bleiben und das Spiel irgendwie regeln. Sobald ich den Raum verließ, gab es Ärger.

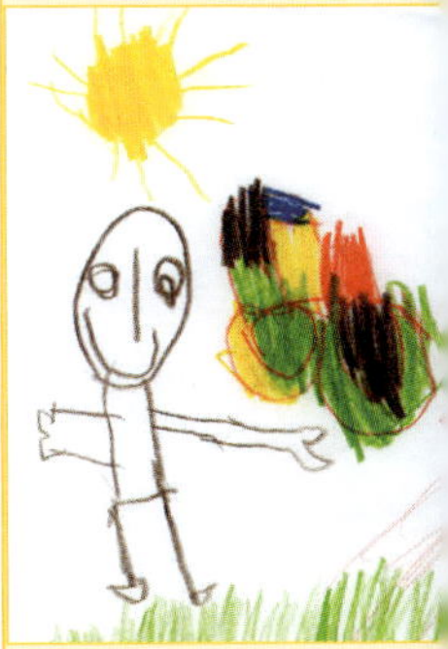

Mit 6 Jahren sollte Carlo eingeschult werden. Wir hatten das Gefühl, er sei eigentlich nicht schulreif und sahen der Einschulung mit gemischten Gefühlen entgegen. Aber die Schulärztin verwarf unsere Bedenken. Sie stellte lediglich fest, dass die Feinmotorik noch nicht so gut entwickelt war, weil Carlo etwas unsicher malte. Überhaupt meinte sie, dass man ihn in der Schule ‚schon zurechtbiegen' würde.

Mit der Geburt von Carlos Schwester erhofften wir uns Fortschritte in seiner sozialen Entwicklung. Aber leider kam es ganz anders. Schon nach einer Woche ließ die Lehrerin durchblicken", dass es in der Schule nicht gut klappte. Carlo blieb nicht auf seinem Platz sitzen, ärgerte ständig andere Kinder und befolgte selbst die einfachsten Anweisungen nicht. Bald häuften sich die Beschwerden. Fast täglich riefen die Lehrerin oder andere Eltern bei uns an und beklagten sich über Carlos Verhalten in der Schule oder im Bus. Er wurde von fast allen Kindern abgelehnt und immer mehr zum Außenseiter. Und dadurch wurde er auch immer häufiger **aggressiv.**

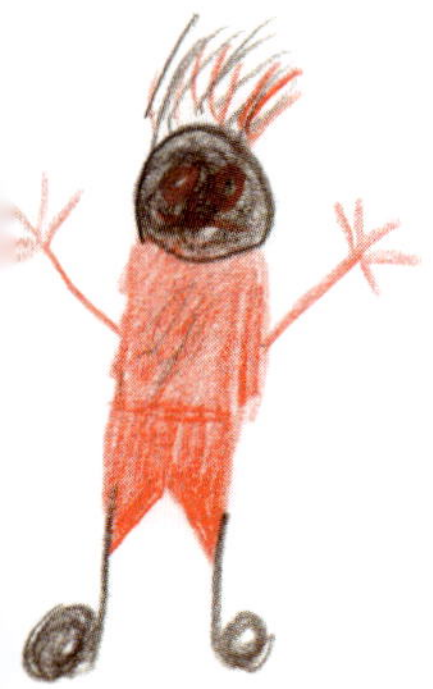

Alle Erziehungsversuche wie Appelle an die Vernunft, Gespräche, Strenge, Verbote und Strafen halfen nicht. Obwohl er uns jeden Morgen versprach, heute in der Schule keinen Ärger zu machen und aufzupassen, war am Nachmittag garantiert die nächste Beschwerde fällig. Carlo war selbst unglücklich über diesen Zustand: ‚Ich will ja lieb sein, aber ich kann es nicht'. Das hörte ich immer öfter von ihm. Auch ein Lehrer der Schule, der sich im Bereich der Kinesiologie auskannte und mit Carlo und uns einige Sitzungen abhielt, konnte uns nicht weiterhelfen. Sein Verhalten änderte sich nicht.

Wir waren verzweifelt. Wir konnten uns nicht erklären, warum er sich so unmöglich verhielt, wo wir doch ganz friedfertige Menschen waren und ihm so ein Verhalten wirklich nicht vorgelebt hatten. Schließlich war Carlo kurz vor der Einweisung in die Sonderschule für verhaltensauffällige Kinder.

Unsere ganze Familie litt Höllenqualen, wir schämten uns für das Verhalten unseres Sohnes. Alle Welt meinte, wir hätten unseren Sohn falsch erzogen, und wir fühlten uns als

Versager. Ich war nervlich so am Ende, dass ich depressiv wurde und am liebsten mit dem Auto gegen den nächsten Baum gefahren wäre. Heute weiß ich nicht, wie ich diese schlimme Zeit überstanden habe.

Endlich bekamen wir gegen Ende des ersten Schuljahres einen Termin bei Frau Dr. Aust-Claus. Zum ersten Mal hörten wir etwas über ADS. Nach umfangreichen Tests erfuhren wir dann, dass Carlo ein schweres ADS mit Hyperaktivität hat.

Deshalb erhielt Carlo auch ein Medikament. Wir bekamen Anleitungen, wie wir mit Carlos Störung umgehen mussten. Bereits kurz nach Gabe des Medikaments veränderte sich Carlos Verhalten. Er wurde rücksichtsvoller und flippte bei Anforderungen nicht mehr gleich aus. Für die Familie war es eine enorme Entlastung.

Endlich kannten wir nun die Ursache für Carlos Verhalten und die Probleme in der Schule. Carlo machte zusätzlich eine Verhaltenstherapie bei Frau Dr. Hammer. Wir nahmen an einem ADS-Elterntraining teil, bei dem wir lernten, wie wir mit Carlo besser umgehen können. Das ist trotz aller Hilfe immer noch nicht leicht. Allein die medikamentöse Behandlung reicht nicht aus. Die ganze Familie muss an diesem Problem mitarbeiten.

Alle diese Maßnahmen waren für Carlo sehr wichtig – und sie hatten Erfolg. Er konnte in der Regelschule bleiben. Seine Leistungen sind gut bis befriedigend. Seine Beurteilungen und Zeugnisse wurden von Jahr zu Jahr besser, und er gilt inzwischen als unauffälliges Kind.

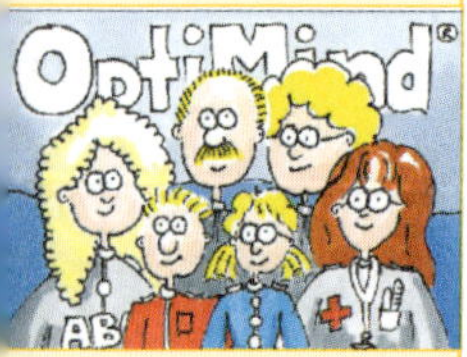

Jetzt besucht er das 5. Schuljahr der Förderstufe, ohne bisher eine Klasse wiederholt zu haben. Besonders erfreulich ist, dass er sein Sozialverhalten positiv verändert hat und Freundschaften zu anderen Kindern unterhalten kann. Er spielt erfolgreich Tennis, auch das trägt sehr zur Verstärkung seines Selbstbewusstseins bei, und wird von seinen Freunden anerkannt.
Ich wünsche mir von ganzem Herzen, dass das Problem ADS bei der Bevölkerung und besonders bei Kinderärzten, Erziehern und Lerkräften Beachtung findet, damit möglichst vielen Kindern ein schwerer Lebensweg mit negativen Erfahrungen erspart bleibt.
Um meine Erfahrungen weitergeben zu können und mehr Aufklärungsarbeit für Kindergärten und Schule zu leisten, habe ich zusammen mit anderen betroffenen Müttern einen Eltern-Gesprächskreis gegründet. Ich kann nur jeder Familie mit einem ADS-Kind empfehlen, sich einer solchen Gruppe anzuschließen, denn hier stellt man fest, dass man mit seinen Problemen nicht allein ist, sondern andere Eltern ähnliche Schwierigkeiten haben.
Wir treffen uns einmal monatlich zum Erfahrungsaustausch und organisieren auch Referate von Ärzten und Therapeuten, die sich mit der ADS-Problematik auskennen. Wir wollen erreichen, dass die Thematik in der Bevölkerung bekannt wird, endlich in die Ausbildung und Fortbildung von Lerkräften aufgenommen wird und Schulämter und Kultusministerien dafür sorgen, dass das Wissen in den Schulen umgesetzt werden kann. Nur so kann den betroffenen Kindern geholfen werden.

Die Mutter von Carlo

Mit einem Problem noch nicht genug: die Eltern von Pia und Stefan meistern die Erziehung und Begleitung von zwei ADS-Kindern:

Zunächst kurze Ausschnitte aus dem Leben von Pia:

Pia besucht jetzt die 4. Grundschulklasse. Von der Lehrerin wird bemängelt: „Pia ist unkonzentriert, träumt im Unterricht, vergisst alles, was sie gelernt hat, verliert Lernmaterialien oder bringt diese erst gar nicht mit. Sie hat ein so langsames Arbeitstempo, dass sie zusätzlich zu den Hausaufgaben nachmittags noch alle Arbeitsblätter aus dem Vormittags-Unterricht erledigen muss. Bei den Hausaufgaben scheint Pia einzuschlafen. Sie braucht für alles enorm lange und hat überhaupt keine Zeit mehr zum Spielen. Sie hört überhaupt nicht hin, wenn sie angesprochen wird oder ihr etwas erklärt wird. Es ist für sie nicht möglich, einen Aufsatz zu Ende zu schreiben. Auch wenn sie sich Stichworte gemacht hat, kann sie diese nicht in Sätze umsetzen. Sie vergisst im Moment, was sie eigentlich schreiben wollte. Sie lässt mittlerweile den Kopf hängen. Eigentlich ist sie ein sehr fleißiges Kind, das lernen will und sehr, sehr bemüht ist, aber nie Erfolg hat."

Sie war eben unsere kleine Tagträumerin.

Die Eltern haben sich schon sehr viele Gedanken gemacht. „Es war alles so harmonisch. Sie war ein völlig ruhiges, pflegeleichtes Baby und sehr lieb. Wir lieben Pia auch heute noch von ganzem Herzen. Wir mussten uns in der ersten Zeit überhaupt keine Sorgen machen. In ihrer Entwicklung war alles in Ordnung. Aber schon als Kleinkind fing sie an zu träumen. Wir fanden dies nicht besonders negativ. Sie war eben unsere kleine Tagträumerin.

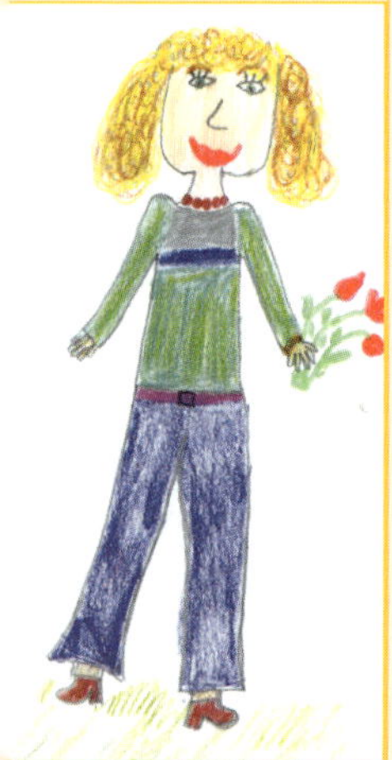

Im Kindergarten war Pia sehr **beliebt,** sie hat sich gerne in eine Ecke gesetzt und gemalt oder mit den Puppen gespielt. Sie war sehr lieb und wirkte mit sich zufrieden.

Mit 6 Jahren wurde Pia eingeschult. Schon in der ersten Klasse waren die Rückmeldungen ihrer Lehrerin alarmierend. Sie machte einen schüchternen Eindruck, träumte im Unterricht und passte überhaupt nicht auf. Sie konnte ihre Arbeiten nicht erledigen, konnte nur sehr langsam lesen lernen und brachte den Lehrer mit ihrer Vergesslichkeit und Orientierungslosigkeit auf die Palme. Deshalb wurde sie als leistungsschwach bewertet, obwohl auch in der Schule auffiel, dass sie sehr kreativ ist und sehr gut malen kann.

Pia litt zunehmend selbst unter diesen Problemen.

Sie ging mit sich sehr streng ins Gericht, deshalb fiel es uns als Eltern auch besonders schwer, mit ihr zu schimpfen und Strafen auszusprechen. Alle sahen ihre Verzweiflung.
Beim Lesen war sie so abgelenkt, dass sie einfach stockte und nicht weiter las. Wenn Geschichten vorgelesen oder erzählt wurden, hörte sie aufmerksam zu und lächelte. Sprach man sie dann auf den Inhalt dieser Geschichten an, stellte man fest, dass sie viele Passagen überhaupt nicht mitbekommen hatte. Ihre Gedanken wanderten von einem Traum zum nächsten, ohne dass sie bemerkte, wie dabei die Zeit verstrich. Das passierte sehr häufig.

Sie machte einen schüchternen Eindruck, träumte im Unterricht und passte überhaupt nicht auf.

Je älter Pia wurde, umso deutlicher fiel auf, dass sie auch Inhalte von Gesprächen gar nicht erfassen konnte. Schlimm wurde es besonders dann, wenn gleichzeitig mehrere Per-sonen durcheinander sprachen. Pia schaltete irgendwann ab und starrte ins Leere.

Die Beschwerden aus der Schule häuften sich immer mehr. Langsam wurde die Lehrerin ärgerlich, weil sie meinte, sie könnte mehr leisten, wenn sie nur wollte. Sie sollte nicht so oft aus dem Fenster schauen oder andere Kinder beobachten, dann würde sie auch in der vorgegebenen Zeit ihr Arbeitsblatt schaffen.

Der Frieden in der Familie hing am seidenen Faden.

Es gab häufige Streitereien und Auseinandersetzungen in der Ehe. So passierte es auch, dass wir Pia angeschrieen haben, sie erhielt Hausarrest, wir stritten mit ihr, verhandelten mit ihr und nahmen sie dann doch wieder fest in den Arm. Mit allen Mitteln wollten wir versuchen, ihr diese Träumereien zu nehmen. So konnte es doch nicht weiter-gehen, was soll einmal aus ihr werden. Trotz aller Bemühungen keine Aussicht auf Erfolg!

Es kam der Zeitpunkt, an dem wir das Gefühl hatten, dass Pia selbst den Glauben an sich aufgegeben hatte. Sie traute sich überhaupt nichts mehr zu, sie verabredete sich nicht mehr, sondern beschimpfte sich selbst als Versagerin und hielt sich nur noch in ihrem Zimmer auf.

Es kam der Zeitpunkt, an dem wir das Gefühl hatten, dass Pia selbst den Glauben an sich aufgegeben hatte.

Es wurde dringend Zeit etwas zu tun und ihr zu helfen.

Wir hatten natürlich vor der Diagnosestellung viele Untersuchungen und auch schon mehrere Therapieversuche hinter uns: mehrfache Hörüberprüfungen, körperliche Untersuchungen, EEG, Ergotherapie, Lerntherapie...
Dann wurde die Diagnose **ADS ohne Hyperaktivität** gestellt. Anfangs fand mein Mann das alles Spinnerei. Mittlerweile versteht er die Hintergründe. Er war auch mit im ADS-Elterntraining und unterstützt mich fantastisch.

Wir haben uns durch die Informationen über ADS auf ihre Besonderheiten gut eingestellt und können Pia besser bei den Hausaufgaben unterstützen. Es wurde zusätzlich eine Behandlung mit dem Medikament Ritalin® nötig. Dieses Medikament hat bei ihr eine phänomenale Wirkung. Seit Beginn der Behandlung hat sich das Leben von Pia grundlegend verändert. Sie ist wesentlich wacher, konzentrierter und lebendiger geworden. Das Interesse an vielen Dingen ist enorm gestiegen, und sie schafft es jetzt, begonnene Arbeiten zu Ende zu bringen. Sie hat festgestellt, dass sie genauso intelligent ist, wie ihre Mitschüler. Diese Erfahrung war völlig neu für sie und hat bei ihr zusätzliche Kräfte mobilisiert. Jetzt ist sie eine der besten Schüler in ihrer Klasse. Ihr Fleiß lohnt sich und zahlt sich endlich aus.

Seit Beginn der Behandlung hat sich das Leben von Pia grundlegend verändert. Sie ist wesentlich wacher, konzentrierter und lebendiger geworden.

Sie hat Lust und Zeit zu reiten und Tischtennis zu spielen. Sie vergleicht die Wirkung mit Glühbirnen im Kopf. Ohne Medikament ist alles schwammig und diffus, wenn sie die Medikation genommen hat, kann sie die „Spotlights“ anmachen und diese gezielt einstellen.

Momentan versuchen wir wieder Ruhe in unsere Familie zu bringen und neue Ideen aus dem ADS-Elterntraining umzusetzen. Wenn wir diese Hilfe nicht gehabt hätten, würden wir mit Sicherheit nicht mehr als Familie zusammenleben, und wir wären an der Problematik zerbrochen.

In der Anfangszeit hatten wir sehr viele Diskussionen und Auseinandersetzungen mit den verschiedensten Familienmitgliedern, aber auch mit der Ergotherapeutin und den Lerkräften.

Sie hatten uns immer wieder zweifeln lassen. Wir hatten aber gemerkt, dass es ohne diese medikamentöse Therapie nur noch mehr Probleme gab. Mittlerweile sind wir so gut informiert, dass wir selbst einen Vortrag darüber halten könnten und uns auch nicht mehr verunsichern lassen.

Auch heute gibt es immer noch schwierige Zeiten, aber wir wissen uns zu helfen. Der Albtraum ist zu Ende. Wir wünschen anderen Eltern, dass sie wie wir von den Hilfen profitieren können und sich die ADS-Problematik ihres Kindes gut kompensiert."

Dies schrieb Pia vor der Behandlung im SET (Satzergänzungstest):

- ✓ Ungerecht ist, dass ich beschimpft werde, ohne Schuld zu haben.
- ✓ Ferien sind toll.
- ✓ Mich ärgert, dass die Jungen mich in meiner Klasse immer ärgern.
- ✓ Es tut mir schrecklich leid, dass ich nicht aufpasse.
- ✓ Die Lehrer sind blöd.
- ✓ Hoffentlich bin ich bald erwachsen und mache keinen Ärger.
- ✓ Meine größte Sorge ist, dass ich nicht gut in der Schule aufpasse und nicht gut bin.
- ✓ Manchmal tut es mir weh, dass ich nicht so gut bin wie die anderen.
- ✓ Die glücklichste Zeit war, als ich klein war und noch nicht zur Schule ging.
- ✓ Am liebsten möchte ich fliegen können und weg von hier.

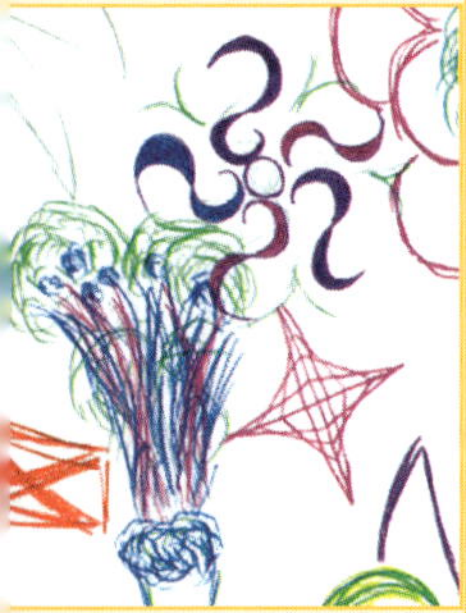

Jetzt:

Pia ist jetzt 14 Jahre, besucht die 9. Klasse einer Realschule und ist Klassenbeste. Sie hat so viele Tipps übernommen und verinnerlicht, dass andere sie fragen, ob sie ihnen helfen kann. Sie will unbedingt Abitur machen und Architektin oder **Designerin** werden.

Sie ist sehr beliebt in der Klasse und hat sehr viele Freunde.

Manchmal hat sie vor Klassenarbeiten noch Stress-Kopfschmerzen oder kurz vor den Ferien, denn dann ist der Akku leer.
Ansonsten ist sie sehr zufrieden.

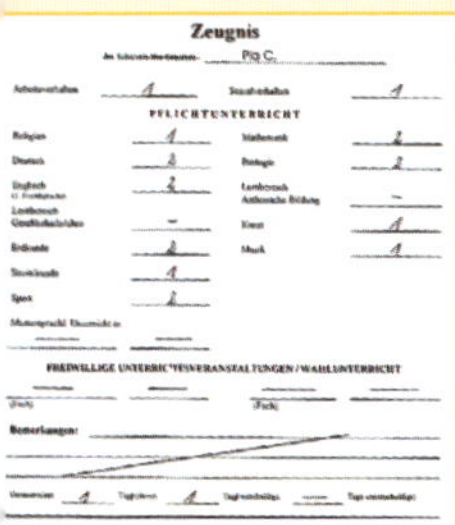

Zeugnis

Pia C.

PFLICHTUNTERRICHT

Ihr letztes **Zeugnis**:

Pia ist selbstbewusst und weiß, was sie will. Sie hat enorm viele Kompensationsstrategien übernommen und weiß auch die Unterstützung ihrer Eltern zu schätzen.

Die Eltern haben eine weitere Herausforderung:

Der Bruder von Pia, **Stefan hat ADS mit Hyperaktivität**. Diese Konstellation ist nicht so selten. ADS kann in Familien gehäuft auftreten.

Ausschnitte aus Stefans Lebensgeschichte:

Stefan ist 4 Jahre jünger als Pia. Er ist ganz anders als sie. Stefan wurde zunächst von der Einschulung zurückgestellt, da er den Stift noch nicht richtig halten konnte, nicht malen wollte, ungeduldig und sehr unruhig war. Er hatte überhaupt kein Interesse an Vorschulaufgaben. Er hatte viel Power, war immer auf Action aus und wurde überhaupt nicht müde. Auch abends fand er keine Ruhe und war sogar im Bett zappelig. Er brauchte wenig Schlaf und war trotzdem morgens um sechs Uhr schon wieder fit.

Der Vater meinte damals: „Stefan rennt durch das Leben und scheint immer auf einer Achterbahn zu sein.“

Stefan musste ständig beaufsichtigt werden, damit nichts passierte. Er machte nur Unfug. Wie ein kleiner **Affe** schaukelte er an den Gardinen und bemalte aus Langeweile die Tapete. Er sprang so heftig im Bett herum, dass das dritte Bett mittlerweile schon kaputt ist.

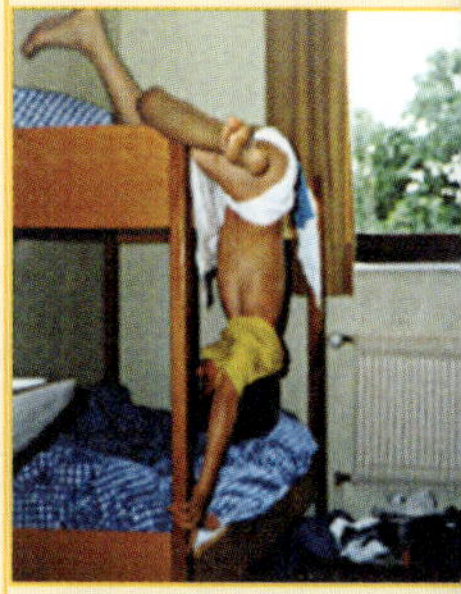

Beim Ausziehen warf er die Sachen auf den Lampenschirm und verbreitete grundsätzlich Chaos. Er erfand alle möglichen Spiele, z. B. Borsten von der Zahnbürste in die Zahnpastatube stecken, sich und den Spiegel mit Zahnpasta voll schmieren, das Zimmer unter Wasser setzen...

Gefahren kann Stefan auch heute noch **schlecht einschätzen**. Er musste schon zweimal im Krankenhaus chirurgisch behandelt werden, weil er sich beim Klettern einen Armbruch und eine Platzwunde zugezogen hatte.

Aber damit nicht genug, die Mutter musste täglich die Geschwisterstreiterei schlichten. Es gab um alles Geschrei. Beide können sich auch heute noch gegenseitig wunderbar provozieren. Vor einigen Monaten hatte die Mutter einen Hörsturz durch Stress bekommen. Der Vater mochte abends schon gar nicht mehr nach Hause kommen.

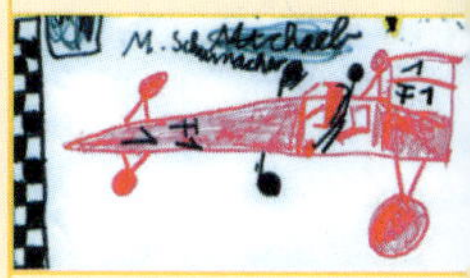

Regeln schien er überhaupt nicht lernen zu können. Jeden Tag war ein immer wiederkehrender Kampf um alles. Die Familie isolierte sich zunehmend und ging Kontakten aus dem Weg, um nicht ständig negativ aufzufallen.

Weil die Eltern durch Pia schon vieles über ADS wussten, haben sie nicht auf weitere Katastrophen gewartet und Stefan vor der Einschulung zur Diagnostik vorgestellt.

Stefan hat ADS mit Hyperaktivität und eine ausgeprägte feinmotorische Koordinationsstörung. Weil er in der Ergotherapie genauso unruhig und ungeduldig ist, wie im Kindergarten und zuhause, hat sich zunächst überhaupt nichts verbessert. Er konnte erst von der Hilfestellung der Ergotherapeutin und der Eltern profitieren, seit er zusätzlich mit einem Medikament behandelt wurde.

Die Einschulung war dann kein Problem mehr:

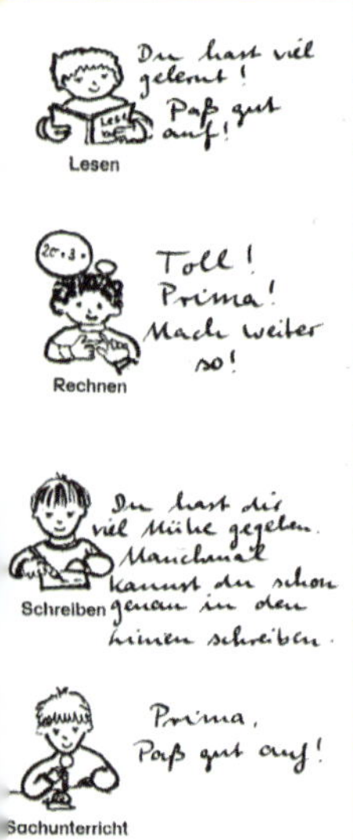
Du hast viel gelernt! Paß gut auf!
Lesen
Toll! Prima! Mach weiter so!
Rechnen
Du hast dir viel Mühe gegeben. Manchmal kannst du schon genau in den Linien schreiben.
Schreiben
Prima, Paß gut auf!
Sachunterricht

Er kann jetzt am Tisch sitzen bleiben, hat mehr Geduld und Ausdauer und kann beim Vorlesen zuhören.

Wider Erwarten geht er gerne in die Schule. Dies hat zwei Gründe. Einerseits ist er deutlich ruhiger und aufmerksamer geworden, andererseits liebt er seine Lehrerin. Sie ist zwar streng, aber sie hat sehr viel Verständnis für ihn und bietet ihm viele **Hilfestellungen** an. Sie weiß, dass Stefan an manchen Tagen nicht lange auf seinem Stuhl sitzen bleiben kann. Sie lässt ihn dann irgendetwas machen. Er darf die Tafel putzen oder Kreide im Lehrerzimmer holen. Dadurch kann er sich bewegen, ohne dass er den Unterricht sehr stört. Sie markiert ihm auch die Zeile, in die er schreiben soll, ansonsten geht bei Stefan im Heft alles durcheinander. Auch die Eltern finden, dass diese Lehrerin für Stefan ein Glücksfall ist. Sie haben regelmäßig Kontakt miteinander und sprechen sich ab. Stefan kann blitzschnell rechnen, aber Lesen und Schreiben sind noch sehr mühsam und langsam. Deshalb braucht er zusätzlich eine intensive Förderung. Nachdem die Mutter ein Kartensystem eingeführt hat, prägt sich Stefan auch längere Wörter besser ein. Für 15 Minuten lesen üben bekommt er einen Gutschein über fünf Minuten Fernsehen. Freitags löst er sich diese gewonnene Fernsehzeit ein. Er darf dann eine Extra-Sendung schauen.

Abends und auch morgens ist er nach wie vor ein großer Chaot. Er ist natürlich immer noch sehr anstrengend. Dann weiß sich die Familie durch Rituale zu helfen und kann auch die Zeiten ohne Medikation besser managen. Apropos Ordnung: Stefan musste auch lernen, seine Stifte und Materialien aus der Schule wieder mit nach Hause zubringen. Entweder hatte er die Hälfte verloren oder konnte sie nicht mehr wieder finden. Die Mutter hatte dann die Idee, ihm ein extra Mäppchen zu nähen, damit er mehr Überblick bekommt und merkt, wenn etwas fehlt. Zusätzlich wurde ein kleines Namensschild auf jeden Stift geklebt. Mittlerweile findet er seine Stifte zum Schreiben und hält auch einigermaßen Ordnung mit seinen Heften und Büchern.

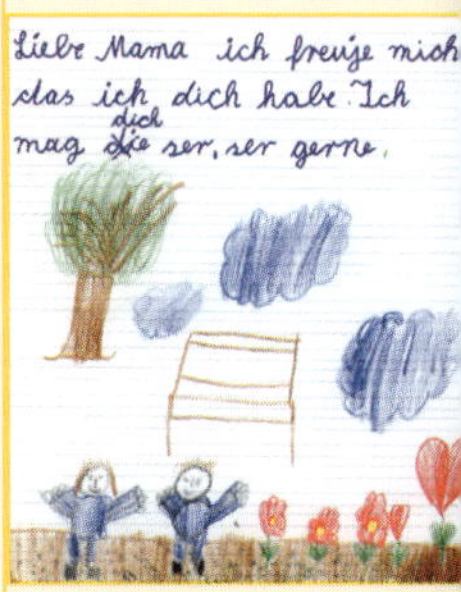
Liebe Mama ich freuje mich
das ich dich habe. Ich
mag dich ser, ser gerne.

Die Eltern haben sich auf ihre besondere Situation mit zwei ADS-Kindern eingestellt, sie setzen andere Maßstäbe und sehen auch schon mal über Kleinigkeiten hinweg.
Sie wissen, dass nicht jedes Ziel sofort zu erreichen ist, dass es immer wieder kleine Hürden gibt, die zu überwinden sind. Aber sie wissen, was für sie wichtig ist und freuen sich über kleine Erfolge. Auch wenn es einmal kracht, halten sie als Familie zusammen.

„Wir haben ein tolles **Verhältnis** zueinander und wissen, dass Probleme zu lösen sind“, kommentiert die Mutter.

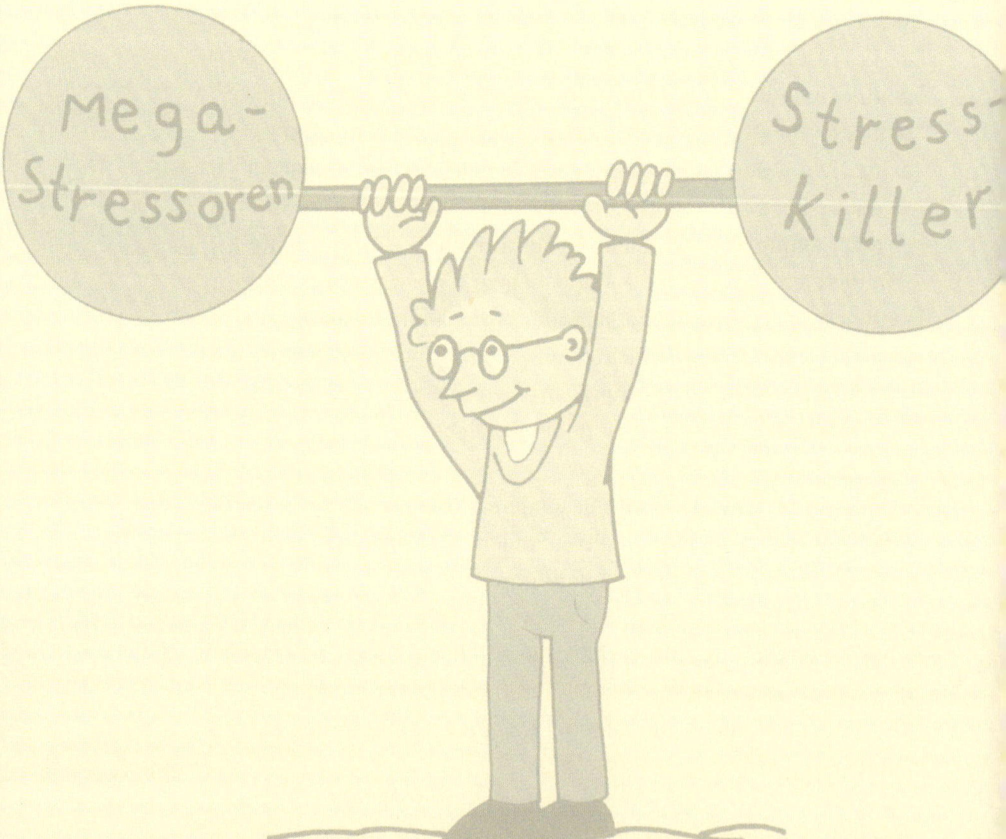
Mega-
Stressoren
Stress-
killer

4. Stressmanagement für ADS-Eltern – die Balance zwischen Muss und Muße

Vielleicht wundern Sie sich, dass bei uns im ADS-Eltern-training das Thema Stressmanagement eine zentrale Rolle spielt? Seit Jahren haben wir einen engen Austausch mit ADS-Eltern und wissen, wie wichtig Strategien zur Stressbewältigung sind. Belastungen und Stress sind aus dem Alltag nicht ganz wegzudenken, aber man kann sie reduzieren, Ausgleich schaffen und trotz Anstrengungen und Sorgen das Leben genießen.

Wenn Sie ein ADS-Kind begleiten, kennen Sie sicher auch Zeiten, in denen Ihr Akku leer ist, und Sie sich gestresst fühlen. Kein Wunder! Sie sind mehr gefordert als andere Eltern, deren Kinder kein Handicap haben. Nutzen Sie als Eltern ein Stressmanagement und steigern Sie damit Ihre Lebensqualität!

Warum sollten Sie nicht das gleiche tun, was Manager schon seit Jahren für sich entdeckt haben? Das Thema „Stressbewältigung“ ist aus Fortbildungen für Führungskräfte im Wirtschaftsbereich nicht mehr wegzudenken. Mit einer guten Lebensenergiebilanz ist man zufrieden und in seiner Arbeit auch effizient.

Sie werden uns aus eigener Erfahrung zustimmen, dass Sie häufig als Eltern und Coach eines ADS-Kindes eine viel schwierigere Aufgabe zu lösen haben als jeder Manager, der ein Arbeitsprojekt plant und umsetzt. Und dies nicht nur zeitlich begrenzt, sondern 24 Stunden am Tag und über viele Jahre. Sie werden als engste Bezugsperson Ihres Kindes in den verschiedensten Rollen gefordert: Sie haben für alle Sorgen immer ein offenes Ohr. Sie trösten und machen Mut, geben aber auch Verhaltensleitlinien vor, zeigen Grenzen auf und setzen diese konsequent durch.

Wenn Sie ein ADS-Kind begleiten, kennen Sie sicher auch Zeiten, in denen Ihr Akku leer ist, und Sie sich gestresst fühlen.

Sie beschäftigen sich theoretisch und praktisch mit dem Thema ADS über viele Stunden und sind der wichtigste Vermittler zwischen Wissen und Tun. Dafür bekommen Sie nicht immer Lob von Ihrem Kind, sondern im Gegenteil, Sie handeln sich dafür zunächst Kritik und oft auch Streit ein. Sie sollen trotzdem die Nerven behalten und eine Menge Energie aufbringen, wenn Schul- und Lernprobleme zusätzlich gemeistert werden müssen. Sie begleiten Hausaufgaben und Vorbereitungen auf Klassenarbeiten sehr lange, gleichzeitig sind Sie „Motivationstrainer“ für unbequeme Aufgaben, die aber erledigt werden müssen und, und...

Die Begleitung eines ADS-Kindes kostet täglich eine Menge Energie.

Die Belohnung für Ihren Einsatz erfahren Sie in der Regel erst Jahre später. Dies kostet tagtäglich eine Menge Kraft.

Vieles wird leichter, wenn Sie Grundregeln in der Erziehung und Begleitung Ihres ADS-Kindes berücksichtigen und sich die ADS-Problematik durch effiziente therapeutische Hilfen kompensiert. Trotzdem bleibt der Alltag oft anstrengend.

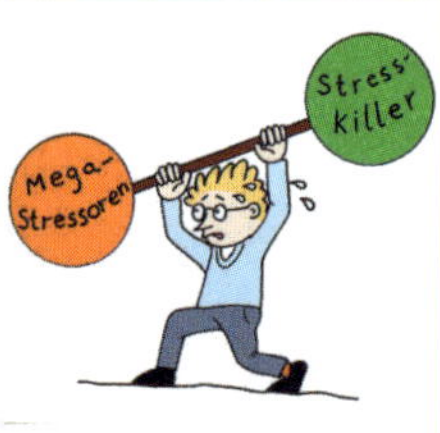

Wenn sich das Gefühl der **Erschöpfung** breit macht, alle Energie wie weggeblasen scheint, man keine Lust mehr auf Verabredungen hat, der Alltag zu einem aufreibenden Nur-Muss-Programm wird, der Urlaub kaum Erholung bringt und man sich körperlich auch nicht fit fühlt, dann muss dringend etwas passieren. Am besten schon vorher, ehe die eigene Batterie leer ist und Ihnen alles zuviel wird. Ansonsten beherrscht das Burn-out-Gefühl Ihr Leben.

Soweit sollte es möglichst erst gar nicht kommen.
Nur wie schafft man das?

Auch hier gilt das Motto: Erst einmal das Phänomen Stress kennen lernen und dann gezielt dem Burn-out vorbeugen. Finden Sie für sich effektive Strategien für Ihre persönliche **Balance zwischen Muss und Muße.**

Nach Umfragen fühlt sich jeder zweite Deutsche mindestens einmal die Woche gestresst. Jeder dritte leidet permanent an Stress-Symptomen. Eine Untersuchung von Führungskräften hat ergeben, dass ca. 80 % zeitweise unter psychosomatischen Beschwerden leiden wie Schlafstörungen, Magen-Darm-Problemen oder Kopfschmerzen.

Bei Eltern von ADS-Kindern ist nach unserer Erfahrung der Prozentsatz ähnlich hoch. Besonders bei Eltern, die noch sehr wenig um die Besonderheiten von ADS wissen und sich sehr viele Vorwürfe machen. Sie sind dann noch empfänglicher für abwertende Kritik anderer, die das Verhalten ihrer Kinder kommentieren und ihnen eine Versagerrolle zuschreiben wollen.

Erst einmal das Phänomen Stress kennen lernen und dann gezielt dem Burn-out vorbeugen.

Den ersten Schritt haben Sie für sich und Ihr ADS-Kind schon getan. Sie haben sich mit den Besonderheiten auseinander gesetzt und sich besser auf Ihr Kind und die Problematik eingestellt. Vieles klappt sicherlich auch schon besser, nur alle Stressoren lassen sich nicht völlig abschaffen. Aber Sie können diese reduzieren und den Gegenspielern, den Stress-Killern, mehr Gewicht geben. Übernehmen Sie dabei eine aktive Rolle, und steigern Sie bewusst Ihre Energie und Lebensqualität.

Am besten jetzt und sofort, nach dem Motto:
Wenn nicht jetzt, wann dann?

Die Balance zwischen Muss und Muße – das persönliche Stressprofil

Wie sieht Ihre persönliche Balance aus? Fühlen Sie sich gestresst und ausgelaugt? Haben Sie sich schon einmal Gedanken zum Thema Stress gemacht?

Stress kann zwei Seiten haben:

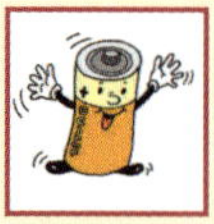

- ✓ Stress kann uns aktivieren, kann uns beflügeln, kann das Leben interessant machen und uns Power geben
- ✓ Stress ist die Würze des Lebens. Aber bei allen Gewürzen kann es auch bei diesem ein Zuviel geben.

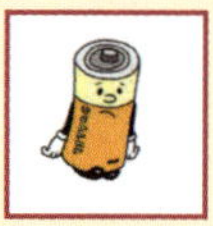

- ✓ Stress raubt uns nicht nur die Seelenruhe, sondern auch unsere Energie und ist Mitverursacher von vielen chronischen Krankheiten.
- ✓ Dauerstress lähmt uns.

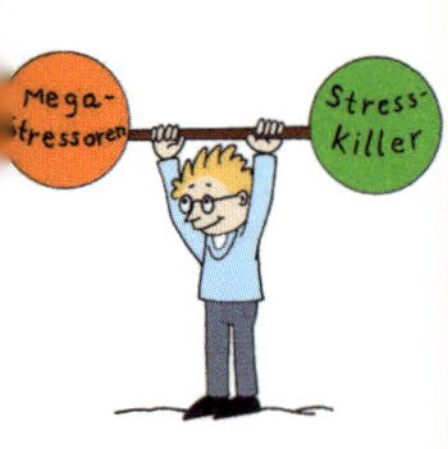

Es kommt auf die richtige Dosis an, und wie wir eine Balance finden. Ein stressfreies Leben zu führen ist eigentlich nicht wünschenswert und ein unrealistisches Ziel. Wichtig ist nur, Stress aktiv in seinem Ausmaß in den Griff zu bekommen.

Wir fühlen uns ausgeglichen und energiegeladen, wenn unsere persönliche „**Stresswaage**“ im Gleichgewicht ist.

Auf der linken Waageschale fallen die „Mega-Stressoren“ ins Gewicht und auf der rechten die „Stress-Killer“. Dies können persönliche Ressourcen sein, günstige Bedingungen oder auch gute Strategien zur Stressbewältigung.

Wie sieht ihr persönliches Stressprofil aus?
Fühlen sie sich im Gleichgewicht?

Vielleicht haben Sie auch einmal Lust, den folgenden Fragebogen für sich zu beantworten und Ihr persönliches Stressprofil als Grafik zu sehen.

Kreuzen Sie jeweils die passende Zahl auf der Skala an.
Entscheiden Sie für sich, wo Sie sich wieder finden:

Das persönliche Stressprofil

1. Persönliche Ziele u. Entwicklung (kurz- u. langfristig)

Ziele häufig nicht erreicht/erfolglos								erfolgreich
1	2	3	4	5	6	7	8	9

2. Gesundheit

oft krank								normalerweise gesund
1	2	3	4	5	6	7	8	9

3. Partner – Beziehung (Ehe- od. Lebenspartner)

unbefriedigend/konfliktreich								zufrieden/harmonisch
1	2	3	4	5	6	7	8	9

4. Gemeinsame „nette“ Zeit mit Partner

selten								häufig
1	2	3	4	5	6	7	8	9

5. Beziehung zu Kind(ern)

unerfreulich								erfreulich
1	2	3	4	5	6	7	8	9

6. Soziale Beziehungen

keine Beziehungen								gute Beziehungen
1	2	3	4	5	6	7	8	9

7. Anerkennung; Bestätigung

„außenorientiert“; jedem recht machen								„innen zentriert“ und selbstbestimmt
1	2	3	4	5	6	7	8	9

8. Hobbys; Interessen

keine/unbefriedigend								befriedigend
1	2	3	4	5	6	7	8	9

9. Umgang mit Zeit

24 Std. sind viel zu wenig								genügend Zeit
1	2	3	4	5	6	7	8	9

10. Nachbarschaft

unerfreulich u. gefährlich								angenehm u. sicher
1	2	3	4	5	6	7	8	9

11. Telefon

häufig störend								kein Problem
1	2	3	4	5	6	7	8	9

12. Krisen (im letzten halben Jahr)

eine od. mehrere schwere Krisen								unbelastet
1	2	3	4	5	6	7	8	9

13. Entspannung; Meditation

bringt mir nichts								hilfreich
1	2	3	4	5	6	7	8	9

14. „Sinn für Humor“ ; „Spiel und Spaß“

woher die Zeit nehmen								ein Lebenselixier
1	2	3	4	5	6	7	8	9

15. Kommunikatives zwischenmenschl. Verhalten

rede mehr, als anderen zuhören								höre anderen mehr zu, als selbst zu reden
1	2	3	4	5	6	7	8	9

16. Sport – Bewegung

untätig/Couch		unregelmäßig						regelmäßig
1	2	3	4	5	6	7	8	9

17. Schlaf

problematisch								problemlos
1	2	3	4	5	6	7	8	9

18. Gewicht

problematisch								problemlos
1	2	3	4	5	6	7	8	9

19. Alkohol

tgl. mehr als 100 g ca. 5 Fl. Bier od. 1l Wein								höchstens 50 g ca. 2 Fl. Bier od. 1/4l Wein
1	2	3	4	5	6	7	8	9

20. Tabak

tgl. 10 od. mehr Zigaretten								seit mind. 3 J. Nichtraucher
1	2	3	4	5	6	7	8	9

21. Kontrolle

alles entgleitet mir, sitze in der Falle								angemessen, wirksame Einflussmöglichkeiten
1	2	3	4	5	6	7	8	9

22. Entscheidungsfähigkeit

Entscheidungen treffe ich nur schwer								fallen mir eher leicht
1	2	3	4	5	6	7	8	9

23. Perfektionismus

alles muss immer perfekt sein								ich versuche mein Bestes
1	2	3	4	5	6	7	8	9

24. Optimismus – Pessimismus

was schief gehen kann, geht schief								die meisten Probleme lassen sich lösen
1	2	3	4	5	6	7	8	9

25. Schuldgefühle – Scham

häufig								selten
1	2	3	4	5	6	7	8	9

26. Bestimmtheit – Durchsetzungsfähigkeit

was ich denke behalte ich meist für mich								ich sage gewöhnlich, was ich denke
1	2	3	4	5	6	7	8	9

27. Anpassungsfähigkeit – Flexibilität

es ist schwer, einen Plan zu ändern								man kann sich Veränderungen anpassen
1	2	3	4	5	6	7	8	9

28. Ärger – Wut

ich bin häufig wütend od. ärgerlich								ich bin meist gelassen
1	2	3	4	5	6	7	8	9

29. Selbstwert

fühle mich häufig unsicher								bin mit mir zufrieden
1	2	3	4	5	6	7	8	9

30. Werte und Lebenseinstellung

unsicher/wechselhaft								sicher/stabil
1	2	3	4	5	6	7	8	9

So erhalten Sie Ihr Stress-Profil:

- ✓ Übertragen Sie die Zahlenwerte der einzelnen Stressbereiche in die entsprechend nummerierten Felder des Diagramms.
- ✓ Zählen Sie die Summe aller Antworten zusammen. Teilen Sie diesen Wert durch die Zahl 30 – dieser Durchschnittswert ist ein relatives Maß für Ihren „Energielevel“ (Faustregel: höhere Werte sind „stressfreier“ als niedrige).
- ✓ Ziehen Sie in Höhe dieses Wertes eine Linie längs durch das Diagramm: der Bereich links Ihrer Linie zeigt Ihre jeweiligen Schwächen im Umgang mit Stress an – die „Stresszone“. Der Bereich rechts Ihrer Linie Ihre Stärken – Ihre „Ressourcen“.
- ✓ Da nicht der absolute Wert entscheidend ist, sondern nur das persönlichkeitsabhängige Verhältnis individueller Stressoren und Stärken, ist das „Zick-Zack-Muster“ in Ihrem Diagramm ein qualitativer Ausdruck der stressbezogenen Höhen und Tiefen Ihres Lebens.
- ✓ Machen Sie sich ihre allgemeinen Stärken ebenso bewusst wie die Lebensbereiche, in denen Ihre Schwächen liegen.

Machen Sie sich ihre allgemeinen Stärken ebenso bewusst wie die Lebensbereiche, in denen Ihre Schwächen liegen.

Auswertung Stress - Profil:

ø	1	2	3	4	5	6	7	8	9	
30										Werte und Lebenseinstellungen
29										Selbstwert
28										Ärger
27										Anpassungsfähigkeit/ Flexibilität
26										Durchsetzungsfähigkeit
25										Schuldgefühle / Scham
24										Optimismus / Pessimismus
23										Perfektionismus
22										Entscheidungsfähigkeit
21										Kontrolle
20										Tabak
19										Alkohol
18										Gewicht
17										Schlaf
16										Sport / Bewegung
15										Kommunikatives Verhalten
14										Sinn für Humor / Spiel und Spaß
13										Entspannung / Meditation
12										Krise / kritische Lebensereignisse
11										Telefon
10										Nachbarschaft
9										Umgang mit Zeit
8										Hobbys / Interessen
7										Anerkennung / Bestätigung
6										Soziale Beziehungen
5										Beziehung zu Kind(ern)
4										Gemeinsame Zeit mit Partner
3										Partner-Beziehung
2										Gesundheit
1										Persönliche Ziele und Entwicklung
ø	1	2	3	4	5	6	7	8	9	

Wie sieht der Durchschnittswert bei Ihnen aus? Haben Sie ein sehr gezackeltes Profil? Wo liegen Ihre Stärken? In welchen Bereichen möchten Sie für sich ein besseres Ergebnis erreichen?

Hier ein Beispiel von Frau M.:
Sie hat folgendes persönliches Stressprofil:

Bei Frau M. beträgt der Durchschnittswert – der Energielevel 5,4. Ihre Stressoren liegen in dem Bereich links von der grauen Linie. Ihre Stärken rechts. Sie beschließt nach dieser „Bestandsaufnahme" zunächst ihr Zeitmanagement anzugehen. Ihr ist klar geworden, dass sie sich nur gehetzt fühlt, keine Zeit für schöne Dinge des Lebens hat und auch schon seit Monaten nichts mehr Gemeinsames mit ihrem Ehemann unternommen hat. Sie möchte zu einem besseren Ausgleich kommen, indem sie ihre Ressourcen nutzt und sich mehr Zeit für ihre Hobbys und Sport gönnt. Und in ihrem Zeitplan werden Termine für den Austausch mit Freundinnen sowie regelmäßige gemeinsame Aktivitäten mit ihrem Ehemann fest eingeplant. Sie erhalten ganz bewusst einen höheren Stellenwert.

Setzen Sie Ihre eigenen Prioritäten im Kampf gegen Mega-Stressoren! Je konkreter umso besser.

Auswertung Stress – Profil:

ø	1	2	3	4	5	6	7	8	9	
30							x			Werte und Lebenseinstellungen
29				x						Selbstwert
28			x							Ärger
27							x			Anpassungsfähigkeit/ Flexibilität
26									x	Durchsetzungsfähigkeit
25			x							Schuldgefühle / Scham
24		x								Optimismus / Pessimismus
23						x				Perfektionismus
22								x		Entscheidungsfähigkeit
21			x							Kontrolle
20									x	Tabak
19								x		Alkohol
18			x							Gewicht
17					x					Schlaf
16							x			Sport / Bewegung
15						x				Kommunikatives Verhalten
14		x								Sinn für Humor / Spiel und Spaß
13								x		Entspannung / Meditation
12							x			Krise / kritische Lebensereignisse
11		x								Telefon
10							x			Nachbarschaft
9		x								Umgang mit Zeit
8								x		Hobbys / Interessen
7							x			Anerkennung / Bestätigung
6					x					Soziale Beziehungen
5			x							Beziehung zu Kind(ern)
4			x							Gemeinsame Zeit mit Partner
3					x					Partner-Beziehung
2							x			Gesundheit
1						x				Persönliche Ziele und Entwicklung
ø	1	2	3	4	5	6	7	8	9	

Typische Mega-Stressoren bei ADS-Eltern

Je klarer Sie Ihre Stresssituation im Blick haben und analysieren können, umso besser werden Sie Ihre persönlichen Stärken nutzen und Mega-Stressoren reduzieren können.

Wir haben Ihnen hier einmal eine Auswahl von typischen Mega-Stressoren aufgelistet, die von ADS-Eltern als solche empfunden werden und ihre Balance negativ beeinflussen:

✓ Die Erziehung meines Kindes ist jeden Tag eine große Herausforderung. Ich muss jede Regel 200-mal wiederholen und auch dann wird sie nicht immer befolgt.

✓ Ich soll immer vorausdenken und Pläne machen, obwohl mir das überhaupt nicht liegt. Ich habe mir selbst ein anderes Lebenskonzept vorgestellt und wollte immer Partner meiner Kinder sein. Ich habe jetzt besonders Stress, weil ich merke, dass ich nicht alles mit meinen Kindern besprechen und diskutieren kann, sondern auch Vorgaben machen muss.

✓ Mir macht es Stress, immer konsequent sein zu müssen.

✓ Wir haben Beziehungsstress und ständig Auseinandersetzungen. Alles dreht sich nur noch um Nico.

✓ Wenn ich einmal Zeit für mich habe, kann ich diese nicht positiv nutzen, weil Sorgen und Gedanken über Michaela in meinem Kopf kreisen. Ich mache mir dann solch einen Stress, dass ich die Zukunft nur schwarz sehe und innerlich fast verzweifelt bin.

- ✓ Darf ich überhaupt an mich denken? Mir fehlt mein Beruf. Ich traue mich nicht meine Berufstätigkeit wieder aufzunehmen, weil ich sonst noch mehr Vorwürfe bekomme, und das Gefühl habe, als Mutter völlig zu versagen.
- ✓ Ich habe Stress und fühle mich als „Rabenmutter“, wenn ich nicht alles selber mache.
- ✓ Ich habe fast **keine Energie** mehr, weil jeden Tag neue Probleme wie Unkraut aus dem Boden schießen.

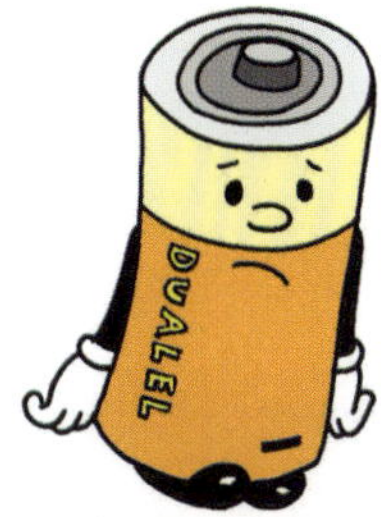

- ✓ Mich kostet es enorm viel Energie, immer wieder Lehrkräfte zu motivieren, sich mit den besonderen Problemen meines Kindes auseinanderzusetzen und Rücksicht zu nehmen.
- ✓ Ich hoffe immer, im Urlaub endlich entspannen zu können und auch einmal auszuruhen, aber die letzten Urlaube mit der ganzen Familie waren immer ein Desaster.
- ✓ Mich stresst es, immer für alles verantwortlich gemacht zu werden und die „Buh-Frau“ zu sein.

Ich habe fast keine Energie mehr, weil jeden Tag neue Probleme wie Unkraut aus dem Boden schießen.

- ✓ Mir geht es besonders schlecht, wenn ich selber ausgeflippt bin und herumgeschrieen habe.
- ✓ Ich habe nur noch Haushalt, Kinder, Hausaufgaben.
- ✓ Ich habe nie Zeit, mich mit einer Freundin zu unterhalten oder zum Sport zu gehen, weil mich der Alltag auffrisst und alles an mir hängen bleibt.

✓ Ich kann mit niemanden über die Probleme mit meinem Kind reden, weil dann doch nur wieder die elende Diskussion um die Medikamente losgeht.

✓ Mir ist das Verhalten von Jakob so peinlich, dass ich alle Einladungen abblocke. Mittlerweile gehen wir nirgendwo mehr hin.

✓ Jeder Anruf aus der Schule und jeder Elternsprechtag lässt meinen Stresspegel hochschnellen. Vor jedem Gespräch habe ich rasende Kopfschmerzen und fühle mich nur Vorwürfen ausgesetzt.

✓ An manchen Tagen denke ich: Das schaffe ich nie, wie lange soll ich mich noch um alles kümmern?

✓ Bei uns gibt es bei jeder Mahlzeit nur Geschrei. Alle sind geladen und keiner findet ein liebes Wort für den andern. Ich gehe auch in die Luft, obwohl ich das nicht will.

✓ Ich kann nicht abschalten und grübele noch nachts weiter. Das raubt mir den Schlaf.

✓ Der Tag ist von morgens bis abends hektisch, ich habe noch nicht einmal Zeit, in die Zeitung zu schauen. Ständig will jemand etwas von mir.

Welches sind Ihre Mega-Stressoren?
Was können Sie diesen entgegensetzen?

Ich mache mir ständig Sorgen, ich kann nicht abschalten und grüble nachts weiter.

Schreiben Sie diese auf. Vielleicht können Sie einige dann streichen, wenn Sie gezielt einige Stress-Killer ausprobieren. Wir stellen Ihnen einige bewährte Stress-Killer vor. Finden Sie für sich heraus, was für Sie am besten passt.

Aber beantworten Sie für sich vorher noch folgende Fragen:

1. Woran merken Sie, dass Ihre Balance zwischen Muss und Muße im Ungleichgewicht ist?

2. Wie spüren Sie körperlich, dass Ihre Waage leider auf der Seite der Mega-Stressoren zu viel Gewicht hat?

3. An was merken Sie körperlich, dass Sie Stress im Griff haben?

4. Registrieren Sie positive Momente und erleben Sie Phasen, in denen Sie sich wohlfühlen?

Sie bekommen mit dieser Analyse ein sicheres Gefühl, wann Ihre Balance kippt, Sie sich gestresst fühlen oder wann Sie für sich das richtige Maß zwischen Belastung und Entspannung gefunden haben.

Was bewirkt Stress bei uns?

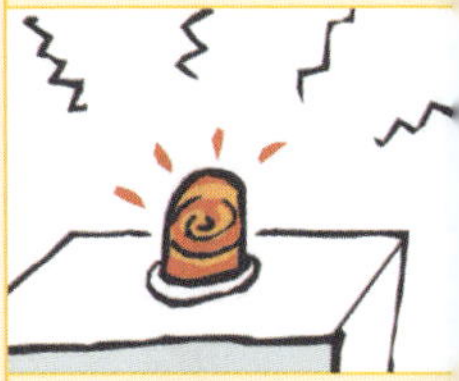

Stress spüren Sie als belebende Energie oder auch als Erschöpfung. Verantwortlich für diese Gefühle und körperlichen Reaktionen sind unsere Stresshormone. In Stresssituationen schlägt unser Gehirn **Alarm** und aktiviert die Ausschüttung der Stresshormone Adrenalin und Cortisol. Dies macht durchaus Sinn: Wir können dadurch Höchstleistungen bringen und Situationen schnell meistern. Die Ausschüttung dieser Stresshormone sicherte unseren steinzeitlichen Vorfahren das Leben: Adrenalin und Cortisol aktivieren wichtige

Körperfunktionen und mobilisieren immense Kräfte, damit ein **Kampf** mit einem Bären überhaupt gewonnen werden konnte oder auch die rechtzeitige **Flucht** gelang.

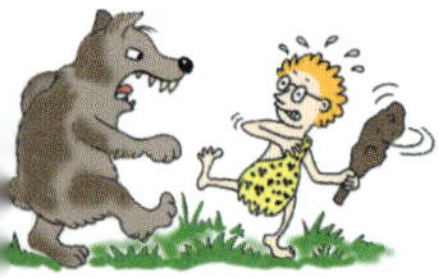

Stresshormone regulieren unmittelbar in Stresssituationen körperliche Aktivitäten:

- ✓ der Herzschlag wird schneller und der Blutdruck steigt an
- ✓ wir schwitzen mehr
- ✓ Hör- und Sehvermögen werden schärfer
- ✓ die Verdauungsprozesse werden unterbrochen, damit der Körper mehr Energie für die Muskeln zur Verfügung hat
- ✓ die Immunabwehrleistung wird heruntergefahren, um verfügbare Energien zu steigern
- ✓ die Schmerzempfindung wird vermindert, Denk- und Gedächtnisleistung verbessern sich

Auch heute profitieren wir noch täglich von der Wirkung dieser Hormone.

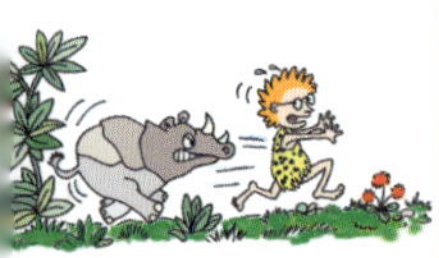

Diese Reaktionen sind zunächst durchaus sehr wünschenswert. Sie bringen uns in eine positive Stimmung und fördern Aktivität mit allen Sinnen.

Aber auch hier ist ein Zuviel problematisch. Bei Dauerausschüttung dieser Stresshormone können Sie das Gegenteil bewirken: wir fühlen uns dann müde, ausgelaugt, haben zu nichts mehr Lust und leiden unter körperlichen Beschwerden.

Auch hier ist dann die Balance gekippt und wir empfinden Stress als unangenehm.

Stress erleben wir als angenehme und hilfreiche Reaktion, wenn die Ausschüttung der Stresshormone auf eine kurze Zeit beschränkt ist. Wir brauchen dann wieder eine ruhigere Phase, in der alles wieder seinen „normalen Rhythmus“ nimmt.

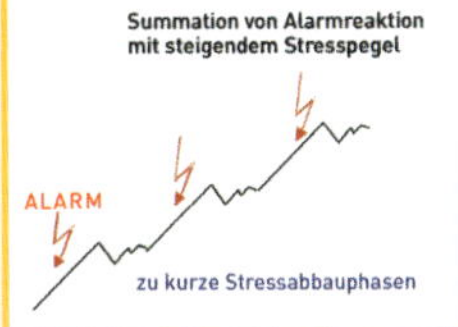
Summation von Alarmreaktion
mit steigendem Stresspegel
ALARM
zu kurze Stressabbauphasen

Wird die Aktivierung der Stresshormone überstrapaziert, bleiben auch die „körperlichen **Alarmreaktionen**“ in vollem Gang und unser Akku entleert sich.

Wenn der Puls und der Blutdruck auf diesem hohen Niveau bleiben, kann daraus eine Kreislauferkrankung resultieren. Oder die Muskeln haben ein hohes Aktivitätsniveau, ohne dass wir uns wie unsere Vorfahren im Kampf gegen einen Bären bewegen oder schnell rennen. Muskeln arbeiten aber trotzdem: wir spüren dann Muskelverspannungen, die zu Rücken- und Kopfschmerzen führen können. Wenn der Energielevel in den negativen Bereich rutscht, sind wir müde und die Denkprozesse werden langsamer. Die Merkfähigkeit lässt nach, wir sind nicht mehr gut belastbar und fühlen uns deprimiert.

Wie empfinden sie momentan Ihre körperlichen Stressreaktionen? Sind sie in einer guten Balance oder überwiegt die Dauerstimulation Ihrer Stresshormone?

Wenn Sie sich und Ihre körperlichen Reaktionen gut kennen, werden sie auch frühzeitig Alarmsignale bei Überbeanspruchung spüren. Dann ist es höchste Zeit dagegen zu steuern und Stressoren zu reduzieren.

Stress-Killer sorgen für Balance

Es gibt grundsätzlich 2 Möglichkeiten, Stressreaktionen positiv zu beeinflussen. Entweder können Sie Ihre Stress-Waage wieder in die Balance bringen, indem sie Mega-Stressoren vermeiden, oder Sie geben den Stress-Killern und Ihren Ressourcen mehr Gewicht. Einige ADS-typische Mega-Stressoren haben Sie schon durch das ADS-Elterntraining reduzieren können. Wie steht es mit dem Gewicht Ihrer Stress-Killer?

Einige Stress-Killer können die Stresswaage sehr schnell wieder ins Lot bringen, weil sie einen unmittelbaren Einfluss auf die körperlichen Stress-reaktionen haben.

Einige Stress-Killer können die Stresswaage sehr schnell wieder ins Lot bringen, weil sie einen unmittelbaren Einfluss auf die körperlichen Stressreaktionen haben. Sie können nicht nur die Ausschüttung der Stresshormone reduzieren, sondern auch die Wirkung der Stresshormone neutralisieren.

✓ Sport und Bewegung
✓ Entspannungsübungen, Meditation

Diese Stress-Killer setzen die erhöhte Muskelaktivität sinnvoll ein und reduzieren Puls und Blutdruck. Darüber hinaus schaffen sie einen Stimmungsausgleich.

✓ Sport und Bewegung

Sorgen Sie dafür, dass Sie mindestens dreimal in der Woche, am besten aber jeden Tag eine halbe Stunde körperliche Bewegung haben, möglichst an der frischen Luft. Geeignet sind Spazierengehen, Joggen, Rad fahren oder andere Sportarten die Ihnen Spaß machen.

Durch diese körperliche Aktivitäten werden nicht nur die Stresshormone Adrenalin und Cortisol sinnvoll abgebaut, sondern weitere Stoffwechselaktivitäten werden angeregt. Diese vertreiben schlechte Stimmung, stärken die Immunabwehr und unterstützen Sie, sich fit und energiegeladen zu fühlen.

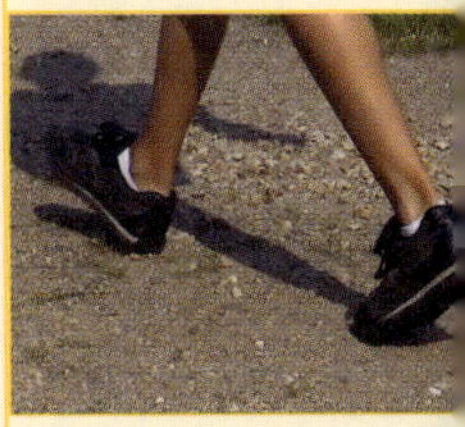

Bewegung ist ein wunderbares Mittel, Stress hinter sich zu lassen und im wahrsten Sinne des Wortes dem Stress davonzulaufen. Sie sollten nicht gleich Hochleistungssport betreiben und sich überfordern, sondern es sollte Spaß machen. Um die positiven Wirkungen zu spüren, ist es sinnvoll, den Körper auf einem bestimmten, für sie passenden Belastungsniveau zu halten. Der Puls bietet Ihnen Orientierung, um für sich die richtige Belastungsintensität zu finden.

Als Anhaltswert eine Formel:

200 – Lebensalter und davon 65-80%
= optimale Pulsfrequenz bei körperlicher Belastung

Dies bedeutet z. B. für 20- bis 40-Jährige
einen Puls von ca. 140/min.

Ihr Pulswert ändert sich in den ersten Wochen rasch: jeder Tag macht Sie fitter. Nach ein paar Wochen stellt sich ein „steady state“ ein, eine Pulsfrequenz, die Ihr persönlicher Belastungspuls sein wird.

Bewegung ist ein wunderbares Mittel, Stress hinter sich zu lassen und im wahrsten Sinne des Wortes dem Stress davonzulaufen.

Durch Bewegung und Sport erreichen sie gleich mehrere Ziele auf einmal:

✓ Ihr Körper wird mit 10-mal mehr Sauerstoff überflutet

✓ Gehirnzellen haben mehr Energie zur Verfügung: Sie fühlen sich wach und können sich besser konzentrieren

✓ Endorphine heben die Stimmung

✓ Die Leistung des Immunsystems steigert sich um 30%

✓ Ihr Energieumsatz wird um 25 % gesteigert, der Appetit reguliert und Fett wird abgebaut

✓ Entspannungsübungen, Meditation

Nicht nur Bewegungen ist ein effektiver Stress-Killer, sondern auch Entspannungsübungen oder Meditation. Jeder muss für sich das Passende finden. Der eine findet seine persönliche Balance beim regelmäßigen Joggen, andere beim Lesen oder Musikhören oder durch regelmäßiges Autogenes Training, Entspannungsübungen nach Jacobsen, durch Yoga, Tai Chi etc.

Finden Sie Ihre persönliche Balance.

Allen ist gemeinsam, dass negative Gedanken umgelenkt werden und dadurch neue Energie freigesetzt wird. Durch Entspannungsphasen bremsen Sie die tägliche Hetze, Sie werden gelassener, regulieren Körperreaktionen besser und finden Zeit zur Muße. Sie schicken Stresshormone, negative Gedanken und Zeitdruck in die Wüste. Entdecken Sie Ihre Sinne und setzen Sie sie bewusst ein – sie sind die Kanäle für Empfindungen wie Zufriedenheit und Glück.

Es braucht auch nicht immer eine Übung aus einem Entspannungsverfahren sein, es kann auch schon ein kurzes Innehalten im Alltag sein - ein Moment des Genießens. Probieren Sie aus, auf Ihre Sinneseindrücke zu achten und Energie zu tanken. Hören Sie Ihre Lieblings-CD und lassen Ihre Gedanken schweifen. Schauen Sie genau hin. Erfreuen Sie sich an Farben und Formen. Umgeben Sie sich mit etwas Schönem. Stellen Sie sich eine Blume auf den Schreibtisch. Genießen Sie beim Essen und Trinken, schmecken und riechen Sie intensiv. Was riechen, hören, sehen und spüren Sie auf einem Sparziergang? Denken Sie an schöne Erlebnisse, und lassen Sie diese an Ihrem inneren Auge vorbeiziehen. Spüren Sie positiven Gefühlen nach und entdecken Sie Ihre „**Wohlfühlinsel**".

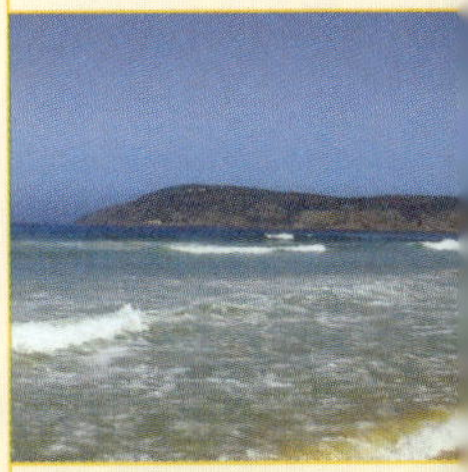

Was sorgt bei Ihnen für kleine Glücksmomente?

Stress-Killer, die Eltern von ADS-Kindern besonders hilfreich finden:

Wir haben hier einige Stress-Killer aufgelistet, die Eltern von ADS-Kindern für sich zusätzlich besonders hilfreich finden:

✓ Eigene Prioritäten setzen

Setzen Sie in Ihrer Familie Prioritäten und entscheiden, was für Sie wirklich wichtig ist. Sie müssen nicht dem Klischee einer „Super-Vorzeige-Familie" nacheifern und auch nicht frustriert sein, wenn noch nicht alles jeden Tag optimal klappt. Für Sie sind vielleicht ganz andere Dinge wichtig geworden, als „man" so denkt. Welches Bild von Familie haben Sie im Kopf? Wie sieht Ihre Realität aus und - was wollen Sie als erstes erreichen?

Nehmen Sie Abschied vom Perfektionismus. Lassen Sie auch mal fünfe gerade sein und seien Sie manchmal mit sich nachsichtiger.

Nehmen Sie Abschied vom Perfektionismus.

So ein Brainstorming kann dazu führen, dass auch einmal eine große Familienfeier anders gestaltet wird als gewohnt. Es gibt vielleicht weniger Stress, wenn Weihnachten nur in einem kleinen Rahmen gefeiert wird, und Sie nicht dafür sorgen müssen, dass ein 5-Gang-Menü auf den Tisch gezaubert wird. Sie verhindern gleichzeitig mit diesem Beschluss, dass Ihr ADS-Kind durch ein Zuviel an Reizeindrücken und Erwartungen überfordert wird und schneller ausflippt.

Die Eltern von Christian haben deshalb u.a. eingeführt, dass Verwandte an verschiedenen Tagen eingeladen werden und sich die „Geschenkflut" verteilt.

Es entlastet beide Elternteile, wenn Sie sich über den gemeinsamen Erziehungsstil und die Ziele einig sind und sich die Aufgaben dann teilen. Beide Eltern achten auf gegenseitige Erholungsphasen und wechseln sich in den Zuständigkeiten möglichst ab.

Wenn das Morgenprogramm immer sehr anstrengend ist, und in der ersten Zeit ein Erwachsener zunächst das Management mit begleiten muss, legen Sie vorher fest, wer dies von Ihnen sein soll. Wenn beide genervt sind, geht es auch nicht schneller. Im Gegenteil, die Stimmung ist dann in der Regel aufgeladen. Das Abendprogramm kann dann vielleicht Ihr Partner übernehmen. Oder Sie gönnen sich gegenseitig Freiräume und Entspannungszeit. Dann dürfen Sie auch in Ruhe Zeitung lesen und müssen sich nicht darum kümmern, wenn mal wieder Streit ausbricht. Wer von Ihnen jetzt schlichtet, wurde vorher abgesprochen. Wechseln Sie sich bei verschiedenen Aufgaben ab, soweit das Ihr Arbeitsalltag zulässt.

In den Elternseminaren wird auch den Vätern immer sehr deutlich, welchen anstrengenden und aufreibenden Job viele Mütter zu bewältigen haben. Der Alltag und die Begleitung eines ADS-Kindes erfordern viel Energie. Manche Eltern empfinden dagegen sogar ihren Job im Büro als Erholung.

Frau W. hat für sich eine Bilanz gezogen. Sie möchte gerne wieder ihren Beruf ausüben. Auch wenn es sich vom Verdienst nicht lohnt, da sie die Kinderbetreuung finanzieren muss, fühlt sie sich mit ihrem Job sehr viel wohler. Sie findet es zusätzlich toll, dass sie mittags in eine aufgeräumte Küche kommt. Es hatte sie vorher unglaublich viel Energie gekostet, den Haushalt zu führen und das Chaos von ihrem ADS-Kind in den Griff zu bekommen.

✓ Den Gedankenstopp beherrschen

Was bedeutet das? Begleiten Sie oft „Problemgedanken“? Bleibt Ihr Aufmerksamkeits-**Scheinwerfer** an sorgenvollen Gedanken hängen, auch wenn Sie in diesem Moment eigentlich selbst nichts bewirken können? Machen Sie sich den ganzen Vormittag Sorgen, ob es gut in der Schule klappt, Ihr Kind die Mathearbeit meistert, und es hoffentlich keine Raufereien auf dem Schulhof gibt? Können Sie sich schlecht auf etwas anderes konzentrieren?

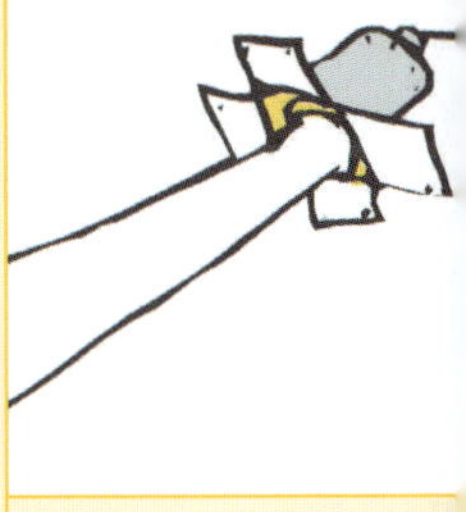

Es ist verständlich, dass Sie mitdenken und mitfühlen, Probleme wahrnehmen, analysieren und zu lösen versuchen
– aber alles zu seiner Zeit.

Frau S. kann schon keinen Moment mehr genießen, weil ständig die Gedanken zum Thema Schule in ihrem Kopf kreisen. Seit langer Zeit hat sie endlich einmal einen Nachmittag für sich. Die Kinder sind auf einem Ausflug. Sie wollte es sich ganz gemütlich machen, einen Tee trinken und in aller Ruhe die Zeitung lesen. Sie verspürt aber eine innere Unruhe, muss ständig über die nächsten Klassenarbeiten ihres Kindes nachdenken und alle Gedanken türmen sich zu einem riesigen Problem-Berg auf. Sie fühlt sich völlig unwohl und ärgert sich, dass sie die Zeit für sich nicht nutzen kann. Dieser Tag ist fast schlimmer als ein ganz normaler Nachmittag mit der alltäglichen Hetze.

Manche Eltern können abends schon nicht mehr einschlafen, weil ihnen die kreisenden Problem-Gedanken den Schlaf rauben. Sie grübeln und grübeln. Hier gilt es, negative Gedanken stoppen zu können.

Versuchen Sie den „Problemfilm“ in Ihrem Kopf abzuschalten und auf ein anderes Programm zu gehen. Und dies ganz bewusst.

Üben Sie, sich selbst energisch „Stopp“ zu sagen, „Jetzt nicht“. Schwenken Sie Ihren Wahrnehmungsscheinwerfer auf andere Dinge, lenken Sie sich ab und rufen Sie sich positive Erlebnisse ins Bewusstsein.

Versuchen Sie den „Problemfilm“ in Ihrem Kopf abzuschalten und auf ein anderes Programm zu gehen. Und dies ganz bewusst. Manchmal hilft dann auch einfach etwas anderes zu tun.

✓ Dem Positiven eine Chance lassen

Registrieren Sie auch die „kleinen Freuden des Alltags". Irgendetwas hat heute bestimmt geklappt und Ihr Kind hat schon manches gelernt und automatisiert. Schauen Sie nicht immer nur nach dem, was alles noch nicht geht. Geben Sie den Sorgen-Gedanken nicht zu viel Raum und erleben mit allen Sinnen positive Momente.

Registrieren Sie auch die „kleinen Freuden des Alltags".

Loben Sie sich ab und zu auch einmal selbst, wenn etwas gelingt und machen sich Mut. Der Spruch „Wird schon!" - ist besser als „Was soll nur werden?"

Schreiben Sie einmal bewusst schöne Erlebnisse auf. Diese vergisst man sonst viel zu schnell. Definieren Sie realistische Ziele und notieren Sie diese.

Die Eltern von Julian haben kleine Ziele für sich aufgeschrieben. Sie haben sich gewünscht, dass Julian es schafft, sich selbstständig anzuziehen, und dass sie abends weniger schimpfen müssen. Auf der Liste stand zusätzlich, dass Julian seine Hausaufgaben vollständig erledigt und sich nicht mit seiner Schwester ständig streitet. Nach einem Monat haben sie eine Bilanz gezogen und registriert, dass diese kleinen Zielen schon an mehr Tagen erreicht wurden als vorher. Auch wenn nicht alles klappt, können Sie kleine Fortschritte registrieren und sich über diese Erfolge freuen. Sie haben durch diese Auflistung auch besser wahrgenommen, dass Julian sich in den letzten Wochen mehrmals mit Klassenkameraden verabredet hat und es nicht mit einem Streit endete.

Oder Sie stellen fest, dass Sie es diesen Monat sogar geschafft haben, zu zweit ins Kino zu gehen trotz vieler anderer Verpflichtungen.
Fördern Sie positive Erfahrungen, machen Sie sich einen Plan und nehmen Sie sich ganz konkret etwas Schönes vor. Setzen Sie Prioritäten in Ihrem Zeitmanagement.

✓ Sich Zeit gönnen

Machen Sie Termine mit sich selbst.

Machen Sie Termine mit sich selbst. Manchmal reichen schon einige Minuten, in denen Sie Ihren Gedanken nachhängen können oder auch einfach nichts tun. Planen Sie diese kleinen Inseln der Erholung in Ihren Alltag mit ein. Trainieren Sie schon möglichst sehr früh mit Ihrem Kind, dass Sie auch einmal am Tag einige Minuten nur für sich brauchen. Manche Eltern nehmen diesen Aspekt mit in den Punkteplan auf. Fangen Sie mit einigen Minuten an und loben Sie Ihr Kind, wenn Sie wirklich in dieser Zeit nicht gestört werden.

Jeder muss einmal Luft holen und wieder Energie auftanken können. Sorgen Sie für Zeiten, in denen Ihr Kind beschäftigt ist oder vielleicht von jemand anderem betreut werden kann. Ein Wochenende bei der Oma wird ihr Kind genießen, und Sie können sich entspannen und sich Zeit gönnen. Ein schlechtes Gewissen ist unangebracht und in der Regel auch die Sorge, dass Ihr Kind sich unmöglich benehmen könnte. Außerhalb der Familie und besonders in Situationen, in denen sich ein Erwachsener mit ihm beschäftigt, gibt es meistens kaum Probleme. Gönnen Sie sich dann aber wirklich etwas Gutes und fangen nicht an, den Bügelberg abzuarbeiten oder liegengebliebene Arbeiten zu erledigen.

In dem Seminar des ADS-Elterntrainings „Stressmanagement für ADS-Eltern? – Wie tanke ich wieder Energie auf?“ sind die meisten Eltern immer sehr begeistert, wenn sie unsere „Verordnung“ einlösen: Ein Abend in der Woche gehört den Eltern. Sie unternehmen etwas zusammen ohne Kind, gehen ins Kino oder zum Essen. An diesem Abend ist es verboten über Kinder und über das Thema ADS zu reden.

Was würden Sie gerne zusammen an diesem Abend tun?

Tragen Sie in Ihren Terminkalender ganz bewusst Verab-redungen mit Freunden ein. Planen Sie regelrecht „Be-ziehungstermine“, auch wenn anscheinend nie Zeit ist. Sie bekommen Abstand vom Alltagsstress und lenken Ihre Aufmerksamkeit auf andere Dinge des Lebens. Problematisieren Sie während dieser „Freiräume“ einmal nicht die Hausaufgaben oder Klassenarbeiten Ihres Kindes.

Planen Sie regelrecht „Beziehungstermine“, auch wenn anscheinend nie Zeit ist.

Diese „Quatschstunden“ sind keine Zeitverschwendung, im Gegenteil. Sie lenken den Scheinwerfer der Aufmerksamkeit auch einmal wieder auf anderes und relativieren somit Probleme. Sie verlieren nicht Zeit, sondern Sie gewinnen sogar Freiräume und Lebensenergie. Sie werden besser für sich klare Ziele definieren können und auch entscheiden, was für Sie wirklich wichtig ist, welche Probleme gelöst werden müssen, aber auch was Sie am besten vergessen und unter die Rubrik Energieverschwendung einsortieren sollten. Diese Entscheidungen sind besser mit Abstand und einer Portion Gelassenheit möglich.

✓ Aufgaben verschenken

Wie oft fragen Sie sich: „Muss ich dies wirklich tun?“ Viele Eltern stellen sich erst gar nicht dieser Frage, sondern beantworten für sich schon: „Am besten mache ich alles selbst!“ Bei einigen Dingen haben Sie vielleicht Recht. Vieles klappt mit Ihnen besser, weil Sie Ihr Kind gut kennen und für Routine im Alltag sorgen. Aber es gibt eine ganze Menge Aufgaben, die Sie auch **delegieren** könnten.

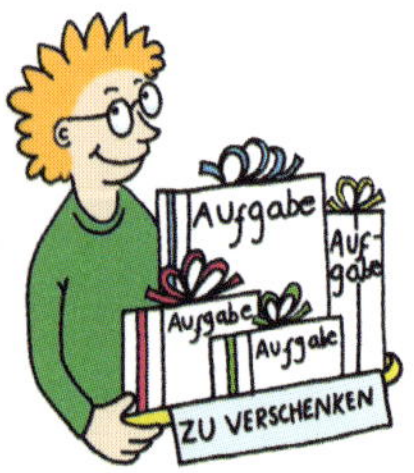

Haben sie sich schon einmal eine Liste gemacht? Könnte vielleicht jemand anderes für Sie im Supermarkt einkaufen? Könnte das nette Mädchen aus der Nachbarschaft vielleicht eine Stunde mit dem kleinen Geschwisterkind auf den Spielplatz gehen? Könnte Ihnen jemand im Haushalt helfen?

Oder ist vielleicht die Hausaufgabenzeit so stressig, dass diesen „Job“ besser eine „neutrale Person“ übernehmen könnte?

Wer könnte regelmäßig die Englisch-Vokabeln abfragen? ...

Wer delegieren kann, gewinnt Zeit für wichtige Dinge.

Wer delegieren kann, gewinnt Zeit für wichtige Dinge.

Rechnen Sie sich einmal aus, was Ihre Arbeitszeit wert ist und was Sie bereit sind für eine Hilfe zu bezahlen. Was bedeutet Ihnen eine Stunde gewonnene Lebenszeit?

Übertragen Sie klar abgegrenzte Aufgaben, die Sie vielleicht vorher schon aufgelistet haben. Auch wenn Sie manches schneller und perfekter können, denken Sie an Ihren persönlichen Energiegewinn. Nehmen Sie kleine Fehler nicht krumm.

Was bedeutet Ihnen eine Stunde gewonnene Lebenszeit?

Werden Sie auch manchmal gefragt, was Sie sich zum Geburtstag wünschen? Probieren Sie doch einmal aus, eine konkrete Aufgabe abzugeben, z. B. die Betreuung Ihrer zwei Kinder für zwei Stunden. Wahrscheinlich freuen Sie sich über einige Stunden Erholung mehr als über jedes andere Geschenk.

> Die Mutter von Philipp hat bei solchen Gelegenheiten immer eine ganze Kiste mit kleinen Wunschzetteln parat. Wer möchte, kann sich eine Aufgabe aussuchen. Der eine mag vielleicht im Frühjahr einmal einen Nachmittag Unkraut jäten, und der andere würde vielleicht gerne einmal die Fahrten zum Fußballtraining übernehmen oder, oder...

Fallen Ihnen noch weitere Ideen ein, die Balance zwischen Muss und Muße zu halten?

Wir wünschen Ihnen viel Spaß und Erfolg beim Ausprobieren von verschiedenen Stress-Killern und Reduktion der Mega-Stressoren. Handeln sie nach dem Motto:

Eine Reise von 1000 Meilen beginnt
mit dem ersten Schritt.

Und fangen jetzt und heute an.

Listen Sie Ihre persönlichen Stress-Killer auf:

Meine Stress 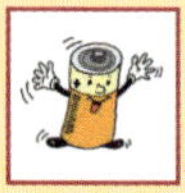-Killer:

Stress-Killer	Kann ich	Möchte ich ausprobieren / üben
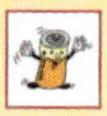		
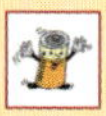		
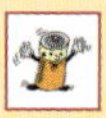		
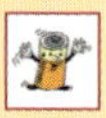		
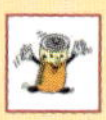		
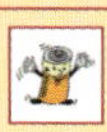		

Diese Stress-Killerliste können Sie von unserer Homepage www.opti-mind.de als pdf ausdrucken.

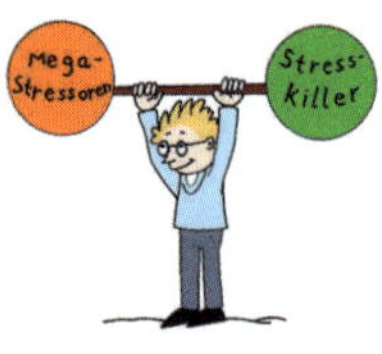

Kleine Änderungen von Gewohnheiten in Ihrem Alltag, Ihrem Denken und Tun können große Veränderungen bewirken.

Suchen Sie so oft wie möglich Ihre **Balance** – dann geht es Ihnen gut!

Sie wissen mittlerweile vieles über die Besonderheiten bei ADS und können Ihr Kind gut unterstützen. Wenn Sie darüber hinaus auf Ihre positive Energiebilanz achten, dann sind Sie für alle Überraschungen gut gerüstet. Denn mit einem ADS-Kind wird es nie langweilig.

Wir wünschen Ihnen viel Erfolg als Eltern und Coach Ihres ADS-Kindes und natürlich viele schöne Lebenserfahrungen zusammen mit Ihrem Kind. Sie werden erfahren, dass Probleme gelöst werden können und Ihr Kind trotz des Handicaps ADS seinen Entwicklungsweg meistert und seine Fähigkeiten erfolgreich nutzen lernt.

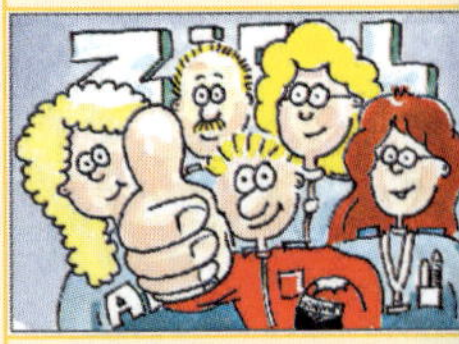

Das OptiMind-Fortbildungsinstitut

Im OptiMind-Institut bieten wir regelmäßige Fortbildungen zum Thema ADS, u.a. das ADS-Elterntraining an. Wir bilden darüber hinaus Fachleute zum ADS-Coach nach der OptiMind-Methode aus.

Der Ausbildungsgang zum Aufmerksamkeitstrainer mit den OptiMind Trainingsmaterialien für Therapeuten.

Sie können Informationen über diese Fortbildungsveranstaltungen auf www.opti-mind.de nachlesen und eine Adressenliste von den Absolventen der Ausbildung zum ADS-Coach einsehen und diese bei Bedarf kontaktieren.

Zusätzlich bieten wir als Multimedia-Seminar an:

- ADS aus Sicht der Kinder
- ADS und Lernprobleme

OptiMind-Institut
Adolfsallee 15
65185 Wiesbaden

kontakt@opti-mind.de
www.opti-mind.de

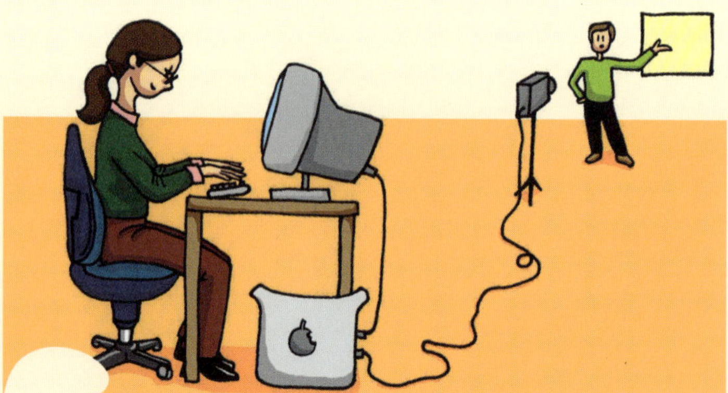

MEHR WISSEN · BESSER VERSTEHEN · GEZIELT HANDELN

Bücher, Multimedia und Trainingsprogramme

Sehr geehrte Damen und Herren!

Wir sind über unsere erste Veröffentlichung mit dem Ratgeber „Das ADS-Buch" bekannt geworden. Aufgrund der Nachfrage und Vertiefung der Themen Aufmerksamkeitsstörungen (ADS) und Entwicklungsauffälligkeiten haben wir einen eigenen Verlag gegründet.

Eltern, Pädagogen und Therapeuten haben ein gemeinsames Ziel:
Kinder sollen mit Anforderungssituationen besser zurecht kommen, ihre Konzentrationsfähigkeit steigern und weitere Defizite beim Lernen und im Verhalten minimieren. Wir haben deshalb Ratgeber für Eltern sowie Manuals für Pädagogen, Psychologen und Therapeuten entwickelt, die inhaltlich aufeinander abgestimmt sind, so dass Eltern und Fachleute als Team arbeiten können.

Unsere Ratgeber, Trainingsprogramme und Multimedia-Seminare zeichnen sich durch eine hohe Qualität, Professionalität und aufwändige Gestaltung aus. Jeder kann sich sofort gut in die Themen einfinden und Tipps direkt umsetzen. Sie sind immer eine gute Empfehlung, um Kinder gezielt zu unterstützen.

Wir möchten Ihnen Ihre Arbeit erleichtern
· mit hochwertig ausgestatteten Materialien,
· mit intensiver Öffentlichkeitsarbeit,
· mit guten Konditionen.

Wir freuen uns auf eine gute Zusammenarbeit.

Ihr Team von OptiMind media

Unsere ersten Veröffentlichungen sind Bestseller

Man kennt uns

Durch die ADS-Ratgeber im Oberstebrink-Verlag sind Dr. med. Elisabeth Aust-Claus und Dr. Dipl-Psych. Marina Hammer als kompetente Autorinnen bei über 250.000 Eltern bekannt. Die Fortentwicklung des Themenschwerpunkts ADS finden Sie in unseren Veröffentlichungen im OptiMind media-Verlag.

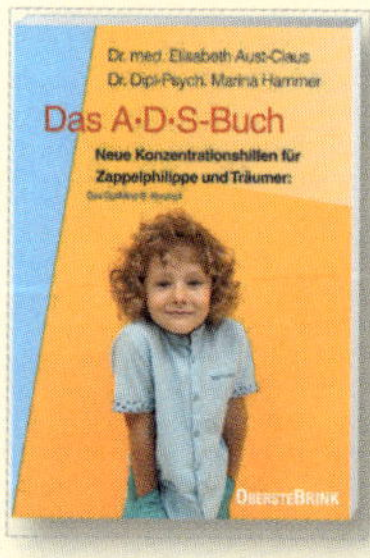

Der Bestseller „Das ADS-Buch" hat dazu beigetragen, dass in Deutschland nicht nur ADS mit Hyperaktivität, sondern auch ADS vom verträumten Typ diskutiert wird und alle ADS-Kinder Hilfen erfahren.

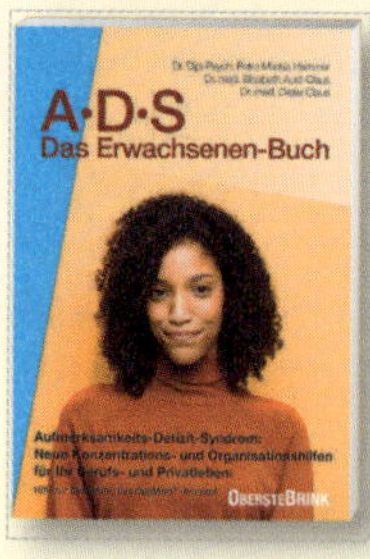

Als eines der ersten Autorenteams haben wir uns dem Thema ADS im Erwachsenenalter gewidmet und den Ratgeber „ADS. Das Erwachsenenbuch" veröffentlicht. Es werden speziell Themen, Probleme und Lösungswege für ADS-Erwachsene angesprochen.

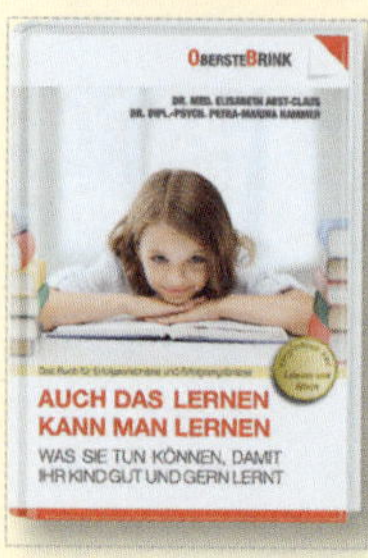

„Auch das Lernen kann man lernen" ist mittlerweile in der 5. Auflage erschienen und stellt praktische Hilfen vor, wie Eltern ihre Kinder bei den ersten Lernerfahrungen in der Schule begleiten können.

Lernen ist ein aktiver Prozess

Lernstrategien – der Weg zum Erfolg

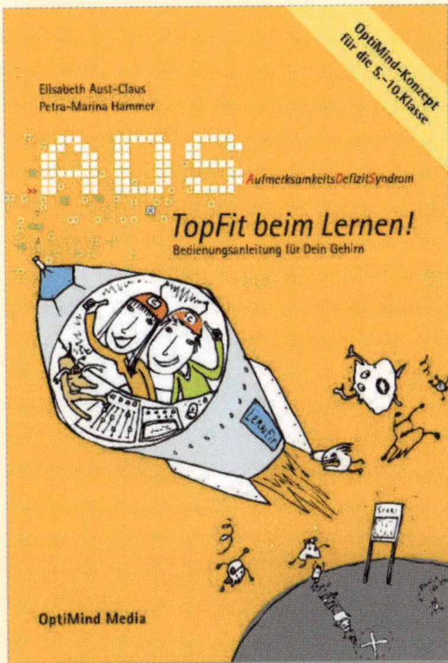

ADS. TopFit beim Lernen
Bedienungsanleitung für dein Gehirn

AUTORINNEN
Dr. Elisabeth Aust-Claus
Dr. Petra-Marina Hammer

FORMAT
168 Seiten
Paperback

ISBN
978-3-937003-00-9

Endlich Tipps, wie man konzentriert Informationen abspeichern kann, passende Lösungswege findet, Fehler vermeidet und beim Lernen Zeit spart. Und dies noch witzig beschrieben und grafisch ansprechend mit Comics gestaltet. So können auch ADS-Kinder Lernstrategien anwenden und sind in der Schule erfolgreich.

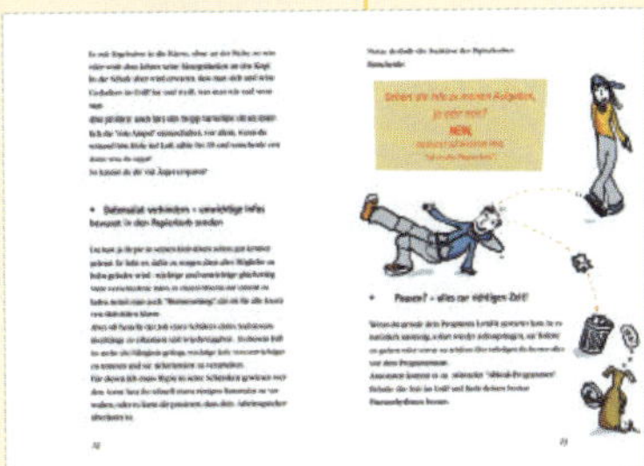

>> Hier kommen die Tipps von Leuten, die wissen, wie's geht. Ohne erhobenen Zeigefinger und vor allem nicht vom „Erziehungsberechtigten". Das können ADS-Kids leichter annehmen und vor allem auch umsetzen. Meine Tochter kann konzentrierter lernen und besser planen. Sie hat Strategien entwickelt, wie große Berge in kleine zerlegt werden und wie sie sich selbst motivieren kann, auch wirklich anzufangen. <<

Kommentar einer Mutter

ADS: Die TopTipps für Eltern

TopTipps 1
Erziehung und Förderung des Selbstbewusstseins Ihres Kindes

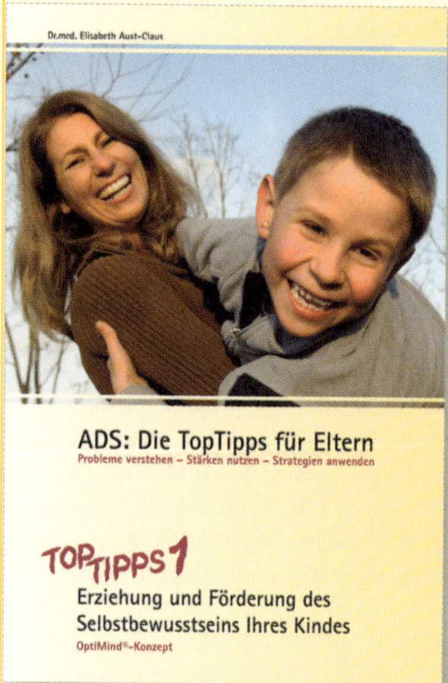

ADS: Die TopTipps für Eltern
Probleme verstehen – Stärken nutzen – Strategien anwenden
Basisinformationen in vier Ausgaben.

AUTORIN
Dr. Elisabeth Aust-Claus

FORMAT
Broschüre, 80 Seiten

ISBN
978-3-937003-09-2

ADS-Kinder sind ganz besondere Kinder und für Eltern zunächst eine tägliche Herausforderung. Sie lernen nicht aus Einsicht, finden vieles nur ungerecht, hören nicht zu und reagieren impulsiv. Lernprobleme machen oft zusätzlich Sorgen, obwohl Ihr Kind intelligent und phantasievoll ist. Wie können alltägliche Herausforderungen wie der morgendliche Anzieh-Trödel-Terror, das Kinderzimmerchaos, der Hausaufgabenkampf und die Vermeidungsstrategien bei unbequemen Jobs gemeistert werden? Wie kann auch Ihr ADS-Kind seine Talente nutzen, Erfolg haben und selbstbewusst werden?
Der erste Schritt ist, die ADS-Problematik zu verstehen, um dann im zweiten Schritt gezielt bewährte Lösungsstrategien täglich anzuwenden. Die TopTipps wurden aus dem ADS-Elterntraining und der ADS-Therapie so zusammengestellt, damit sie direkt in den Alltag integriert werden können. Durch Ihr Coaching kann Ihr Kind seine Stärken nutzen, Anforderungen gut bewältigen lernen, Freizeit genießen und sich über eine gute Beziehung zu Ihnen freuen.

TopTipps 2
Coaching bei Hausaufgaben – der Weg zum selbstständigen Lernen

ADS: Die TopTipps für Eltern
Probleme verstehen – Stärken nutzen – Strategien anwenden
Basisinformationen in vier Ausgaben.

AUTORIN
Dr. Elisabeth Aust-Claus

FORMAT
Broschüre, 80 Seiten

ISBN
978-3-937003-10-8

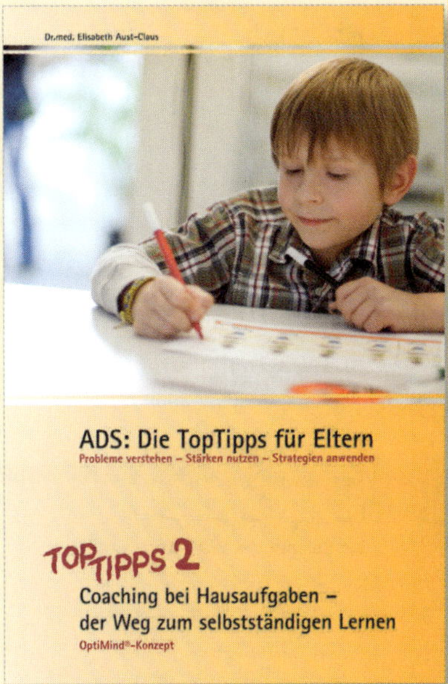

Jedes Kind hat Spaß etwas Neues zu lernen, auch ADS-Kinder. Allerdings brauchen Kinder Erfolge und positive Lernerfahrungen, damit die Lernmotivation und Neugier erhalten bleiben. ADS-Kinder befinden sich oft in einem Teufelskreis: Unkonzentriertheit, oberflächliches Arbeiten, mangelnde Anstrengungsbereitschaft und Probleme in den Wahrnehmungsfunktionen führen zu den typischen Lernproblemen bei ADS. Helfen Sie bewährte Strategien anzuwenden, damit Ihr Kind Erfolgserlebnisse hat und seine Talente nutzen kann.

TopTipps 3
Stressmanagement für Eltern – die Balance zwischen Muss und Muße!

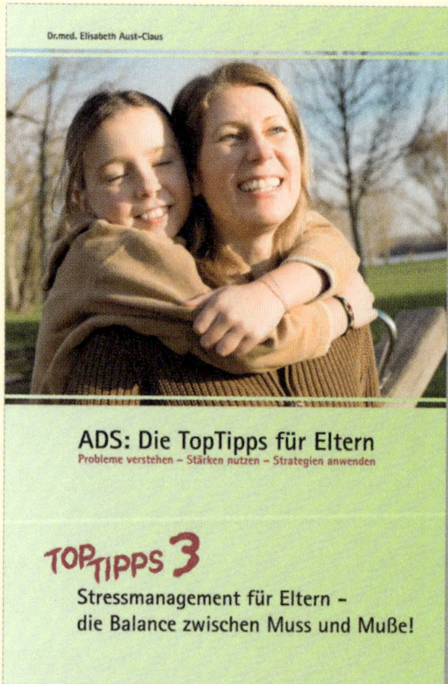

ADS: Die TopTipps für Eltern
Probleme verstehen – Stärken nutzen – Strategien anwenden
Basisinformationen in vier Ausgaben.

AUTORIN
Dr. Elisabeth Aust-Claus

FORMAT
Broschüre, 80 Seiten

ISBN
978-3-937003-16-0

In diesem Heft steht nicht Ihr ADS-Kind im Scheinwerferlicht der Aufmerksamkeit, sondern Sie. Wie schaffen Sie es über lange Zeit, schwierige Situationen zu meistern, Zuversicht zu behalten und zufrieden zu sein?

Sie brauchen eine große Portion Energie, um die Herausforderungen jeden Tag zu meistern. Warten Sie nicht, bis Ihr Akku leer ist und Sie sich nur noch erschöpft fühlen, sondern nutzen Sie wie jeder Manager ein persönliches Stressmanagement, um immer wieder Energie aufzutanken und Stress zu reduzieren. Dies ist eine wichtige Voraussetzung, damit Sie Ihrem Kind effiziente Hilfen zur guten Kompensation der ADS-Problematik geben können.
Stress in der richtigen Dosierung schafft Power und Glücksgefühle. Wenn die Balance zwischen Muss und Muße kippt, Stress zu lange die Gedanken und Aktivitäten regiert, resultieren daraus Erschöpfung und Pessimismus. Lassen Sie den Mega-Stressoren nicht so viel Raum und setzen Sie jeden Tag Stress-Killer ein, um Ihre persönliche gute Balance zu finden. Es lohnt sich!

TopTipps 4
Therapie bei ADS - Erfolge ermöglichen

ADS: Die TopTipps für Eltern
Probleme verstehen – Stärken nutzen – Strategien anwenden
Basisinformationen in vier Ausgaben.

AUTORIN
Dr. Elisabeth Aust-Claus

FORMAT
Broschüre, 80 Seiten

ISBN
978-3-937003-15-3

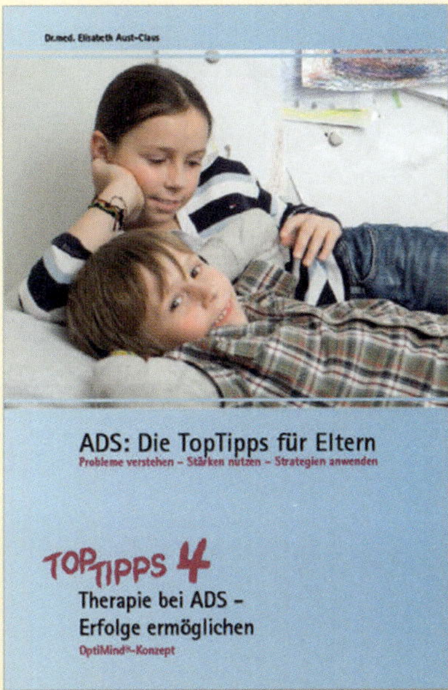

„Nett, erfolgreich, engagiert"?
Können mit diesen Eigenschaften ADS Kinder gemeint sein? Sie werden in diesem Heft viele Beispiele aus der Praxis finden und junge Erwachsene kennen lernen, auf die diese Eigenschaften zutreffen. Sie sind leistungsorientiert, zufrieden und glücklich! Wie finden Sie Lösungen für Probleme und forcieren positive Erfahrungen? Einige Hilfen klappen sicherlich zuhause schon. Analysieren Sie, welche Ziele schon erreicht sind und was ich noch ändern muss. Lernen Sie die effizienten Therapiebausteine kennen und vernetzen Sie diese Hilfen so früh wie möglich. Die Entwicklung Ihres Kindes wird dann geprägt durch viele Erfolgserlebnisse und vor allem durch das Wissen „auch ich habe Stärken und kann Probleme lösen". Je besser die Kompensation, umso deutlicher kommen die eigentliche Persönlichkeit ihres Kindes zum Vorschein. Erfolgsfaktoren sind eine gute Konzentration, systematische Handlungsplanung und emotionale Ausgeglichenheit.

Impressum

Copyright:

8. überarbeitete Auflage 2024

Illustrationen:

S. Point
Bilder und Grafiken aus den Büchern „Das ADS-Buch“ (ObersteBrink) und „ADS. Das Erwachsenenbuch“ (ObersteBrink)

Gestaltung:

Iris Christmann, CMUK, Wiesbaden,
augenfällig, Wiesbaden

Redaktion:

OptiMind media

Druck:

Dardedze hologrāfija SIA, Riga

Verlag

Oberstebrink
c/o Körner Medien UG
Wannerstraße 1
79106 Freiburg
info@koerner-medien.de
www.oberstebrink.de
ISBN 978-3-96304-070-2